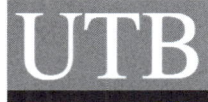 

Eine Arbeitsgemeinschaft der Verlage

Böhlau Verlag · Köln · Weimar · Wien
Verlag Barbara Budrich · Opladen · Farmington Hills
facultas.wuv · Wien
Wilhelm Fink · München
A. Francke Verlag · Tübingen und Basel
Haupt Verlag · Bern · Stuttgart · Wien
Julius Klinkhardt Verlagsbuchhandlung · Bad Heilbrunn
Lucius & Lucius Verlagsgesellschaft · Stuttgart
Mohr Siebeck · Tübingen
Nomos Verlagsgesellschaft · Baden-Baden
Orell Füssli Verlag · Zürich
Ernst Reinhardt Verlag · München · Basel
Ferdinand Schöningh · Paderborn · München · Wien · Zürich
Eugen Ulmer Verlag · Stuttgart
UVK Verlagsgesellschaft · Konstanz
Vandenhoeck & Ruprecht · Göttingen · Oakville
vdf Hochschulverlag AG an der ETH · Zürich

UTB Profile

Inge Kamp-Becker, Sven Bölte

Autismus

Ernst Reinhardt München Basel

Dr. *Inge Kamp-Becker*, Dipl.-Psych., Klinik für Psychiatrie und Psychotherapie des Kindes- und Jugendalters der Philipps-Univ. Marburg.
Prof. Dr. *Sven Bölte*, Dipl.-Psych., Direktor des Karolinska Institutet Center of Neurodevelopmental Disorders, Stockholm / Schweden.

Hinweis: Soweit in diesem Werk eine Dosierung, Applikation oder Behandlungsweise erwähnt wird, darf der Leser zwar darauf vertrauen, dass die Autoren große Sorgfalt darauf verwandt haben, dass diese Angabe dem Wissensstand bei Fertigstellung des Werkes entspricht. Für Angaben über Dosierungsanweisungen und Applikationsformen oder sonstige Behandlungsempfehlungen kann vom Verlag jedoch keine Gewähr übernommen werden. – Die Wiedergabe von Gebrauchsnamen, Handelsnamen, Warenbezeichnungen usw. in diesem Werk berechtigt auch ohne besondere Kennzeichnungen nicht zu der Annahme, dass solche Namen im Sinne der Warenzeichen- und Markenschutz-Gesetzgebung als frei zu betrachten wären und daher von jedermann benutzt werden dürften.

Bibliografische Information der Deutschen Nationalbibliothek

Die Deutsche Nationalbibliothek verzeichnet diese Publikation in der Deutschen Nationalbibliografie; detaillierte bibliografische Daten sind im Internet über <https://dnb.d-nb.de> abrufbar.

UTB-Band-Nr.: 3567
UTB-ISBN 978-3-8252-3567-3
© 2011 by Ernst Reinhardt, GmbH & Co KG, Verlag, München

Dieses Werk einschließlich seiner Teile ist urheberrechtlich geschützt. Jede Verwertung außerhalb der engen Grenzen des Urheberrechtsgesetzes ist ohne schriftliche Zustimmung der Ernst Reinhardt, GmbH & Co KG, München, unzulässig und strafbar. Das gilt insbesondere für Vervielfältigungen, Übersetzungen in andere Sprachen, Mikroverfilmungen und die Einspeicherung und Verarbeitung in elektronischen Systemen.

Printed in Germany
Lektorat / Redaktion im Auftrag des Ernst Reinhardt Verlages: Ulrike Auras, München
Reihenkonzept und Umschlagentwurf: Alexandra Brand
Umschlagumsetzung: Atelier Reichert, Stuttgart
Satz: Arnold & Domnick, Leipzig

Ernst Reinhardt Verlag, Kemnatenstr. 46, D–80639 München
Net: www.reinhardt-verlag.de E-Mail: info@reinhardt-verlag.de

Inhalt

Einführung

Hauptteil

1. Was ist Autismus? – Symptomatik und diagnostische Kriterien 12
2. Gibt es typische Begleiterkrankungen? – Komorbiditäten 22
3. Kommt Autismus häufig vor? – Epidemiologie der autistischen Störungen............. 25
4. Was bedeutet Autismus-Spektrum-Störung? – Aktueller Forschungsstand 28
5. Wodurch wird Autismus verursacht? – Ätiologie und Störungskonzept 33
6. Wie erkennt man Autismus? – Diagnose und Differentialdiagnose... 54
7. Kann Autismus behandelt werden? – Therapie 74
8. Was ändert sich mit zunehmendem Alter? – Der Verlauf autistischer Störungen................... 95
9. Welche Förderung brauchen Menschen mit Autismus? – Soziale, schulische und berufliche Integration......... 99

Anhang

Glossar... 105
Literatur.. 108
Register 111

Einführung

Wissenschaftliche Publikationen zu autistischen Störungen haben in den letzten Jahren deutlich zugenommen: Eine Recherche in der Datenbank PubMed mit dem Schlagwort „autism" ergab 311 Nennungen im Jahr 2000, 719 im Jahr 2005 und dann einen deutlichen Anstieg auf 1204 Nennungen 2007 und über 1440 im Jahr 2009. Im Internet stehen aktuell allein zum Asperger-Syndrom fast 50.000 deutschsprachige Seiten zur Verfügung. Die Inhalte umfassen (diagnostisch z.T. sehr zweifelhafte) Selbsttests und Informationen von Laien unterschiedlicher Qualität, aber auch informative und hilfreiche Seiten mit relevanten Adressen, die betroffenen Familien Hilfe und Unterstützung anbieten.

Auch das öffentliche Interesse an der Störung ist gestiegen. Romane zur Lebenswelt von Menschen mit Autismus, etwa „Buntschatten und Fledermäuse" von A. Braun (2002), erfreuen sich großer Beliebtheit, ebenso populärwissenschaftlich aufbereitete Bücher zu wissenschaftlichen Theorien aus der Hirnforschung, wie „Vom ersten Tag an anders. Das weibliche und das männliche Gehirn" von S. Baron-Cohen (2004), oder der sensible Bericht einer Mutter über das Leben mit zwei autistischen Kindern in der Zeitschrift „Brigitte". In vielen Kinofilmen (über 60) wird das Thema Autismus in sehr unterschiedlicher Weise dargestellt. „Rain Main" (1988), der vermutlich bekannteste, handelt von einem erwachsenen Menschen mit frühkindlichem Autismus, der über außerordentliche Fähigkeiten verfügt. Ein aktueller Kinofilm zum Thema, „Adam" (2009), thematisiert die Erfahrungen eines erwachsenen Mannes mit Asperger-Syndrom.

Schon die Erstbeschreiber autistischer Störungen (Hans Asperger, 1944; Leo Kanner, 1943) haben erkannt, dass die beschriebenen Störungen als angeboren bzw. als in früher Kindheit entstanden angesehen werden müssen. Die von ihnen beschriebenen Auffälligkeiten sind bis heute von Bedeutung, allerdings wurde das Werk von Hans Asperger lange Zeit nicht beachtet. Erst durch die Übersetzung seiner Schrift ins Englische durch Uta Frith und Forschungen der britischen Ärztin Lorna Wing wurde das Asperger-Syndrom international bekannt. Allerdings unterschied Lorna Wing erstmals nicht zwischen verschiedenen autistischen Störungen, was im Verlauf der Zeit zu heftigen Diskussionen führte. In wissenschaftlichen Studien beschäftigte man sich lange Zeit lediglich mit den „klassischen" Fällen des frühkindlichen Autismus,

d. h. überwiegend mit Varianten, die durch eine deutliche kognitive Beeinträchtigung charakterisiert sind.

Im → Klassifikationssystem „Diagnostic and Statistical Manual of Mental Disorders" von 1952 (DSM I) und 1968 (DSM-II) wurde Autismus noch als „kindliche Schizophrenie" klassifiziert und erst 1980 im DSM-III den tiefgreifenden Entwicklungsstörungen zugeordnet. Bezüglich des Asperger-Syndroms bestand, und besteht aktuell immer noch, eine Kontroverse, ob diese Störung von anderen autistischen Störungen, insbesondere dem frühkindlichen Autismus, klar abgegrenzt werden kann oder nicht.

Der kurze historische Abriss zum Thema Autismus und die andauernden Diskussionen zur adäquaten Definition des Phänomens mögen verdeutlichen, dass es sich bei autistischen Störungen um heterogene Störungsbilder handelt. Zwar sind ihnen allen grundlegende Beeinträchtigungen im Bereich der sozialen Interaktion und der Kommunikation sowie ein repetitives, stereotypes Verhalten gemein, jedoch ist individuell die Variabilität hinsichtlich des Grades der Beeinträchtigung sowie hinsichtlich der kognitiven, verbalen, motorischen, sozialen sowie adaptiven Fähigkeiten der Betroffenen hoch. Ob sich die verschiedenen autistischen Störungen unter einer diagnostischen Kategorie („Autismus-Spektrum-Störung") subsumieren lassen oder sich doch Subgruppen voneinander abgrenzen lassen, wird in neuerer Zeit diskutiert.

Zur Verdeutlichung der Heterogenität autistischer Störungen werden im Folgenden zwei kurze Fallbeispiele aufgeführt, die zum einen autistische Symptomatik veranschaulichen sollen, zum anderen aber auch die Variabilität der Symptomatik und der damit einhergehenden Fähigkeiten, wie zum Beispiel Sprache oder kognitive Fähigkeiten, deutlich machen sollen.

Lukas wurde nach komplikationsloser Schwangerschaft in der 40. Schwangerschaftswoche geboren. Die Geburt wurde nach vorausgegangenem Fruchtwasserabgang eingeleitet. Sein nachgeburtlicher Zustand, gemessen mit dem → Apgar-Wert, war mit 10 von 10 optimal. Im Alter von 4 Jahren wurde er in der Klinik für Kinder- und Jugendpsychiatrie vorgestellt. Zu diesem Zeitpunkt sprach Lukas noch keine sinnhaften Wörter. Die Sauberkeitsentwicklung war zu diesem Zeitpunkt noch nicht abgeschlossen. Neugeborenenkomplikationen hatten nicht vorgelegen, allerdings hatte das Stillen nicht geklappt, daher wurde er mit der Flasche ernährt. Später hatte Lukas deutliche Schwierigkeiten bei der Umstellung von flüssiger auf breiige bzw.

feste Nahrung. Als Säugling schlief Lukas fast nur und war wenig durch Außenreize ansprechbar. In der frühkindlichen Phase war die motorische Entwicklung verzögert, mit verspätetem Sitzen bei eher schlaffem Muskeltonus und fehlendem Krabbeln. Deshalb erhielt er ab dem Alter von 9 Monaten krankengymnastische Behandlung. Das freie Laufen begann mit ca. 20 Monaten, bei deutlichem Zehenspitzengang. Die Sprachentwicklung setzte deutlich verzögert ein, auch ein Brabbeln konnte nicht beobachtet werden. Lukas kompensierte die fehlende Sprachfähigkeit nicht durch Gestik oder Mimik. Er lautierte, wobei er nur Silben und diese häufig in einem melodischen Singsang benutzte. Musik und Rhythmus mochte er sehr gerne.

In der durchgeführten Verhaltensbeobachtung zeigte sich eine mangelnde Kontakt- und Beziehungsaufnahme, auch zur anwesenden Mutter. Lukas nahm zwar flüchtigen Blickkontakt auf, hielt diesen aber nicht lange und schien oft in sich hineinzublicken. Bei allgemein ausgeglichener und zufriedener Stimmungslage konnte er sich ausdauernd alleine beschäftigen, wobei er zu stereotypem und repetitivem Spielen neigte: Er versuchte alle dargebotenen Gegenstände zum Drehen und Kreiseln zu bringen.

Die fehlende Kontaktaufnahme bezog sich auch auf andere Kinder, Lukas zeigte hier keinerlei Interesse. Häufig kam es vor, dass er seine Eltern wie ein Werkzeug benutzte, indem er deren Hände auf ein Spielzeug legt, um es beispielsweise in Bewegung zu setzen. Er zeigte ein ausgeprägtes Interesse an allem, was sich dreht, und hatte ein großes Geschick darin entwickelt, Gegenstände kreiseln zu lassen. Erst im Alter von knapp 3 Jahren hatte er angefangen, auch andere Funktionen von Gegenständen zu erkennen. Außerdem explorierte er noch viel mit dem Mund, roch auch an Dingen. Gehörtes nahm Lukas sehr unterschiedlich wahr. Teilweise reagierte er nicht auf seinen laut gerufenen Namen, um dann aber auf leise gesprochene andere Äußerungen, wie zum Beispiel „Essen ist fertig", prompt zu reagieren. Sehfähigkeit und Hörvermögen waren fachärztlich untersucht worden und unauffällig. Körperkontakt meidet Lukas häufig, er lässt sich nicht gerne anfassen. Er kuschelt auch nicht gerne, in letzter Zeit jedoch etwas häufiger, wenn das Bedürfnis danach und der Impuls dazu von ihm selbst ausgehen. Lukas ist relativ schmerzunempfindlich, wenn er sich verletzt, will er nicht getröstet werden und zeigt häufig keinerlei Schmerzreaktionen. Er ist motorisch sehr unruhig, und es ist schwierig seine Aufmerksamkeit gezielt auf etwas zu lenken.

Peter wurde im Alter von 14 Jahren und 11 Monaten in der Klinik für Kinder- und Jugendpsychiatrie vorgestellt. Seine Mutter ist von Beruf Grundschullehrerin, der Vater Betriebswirt. Peter hat noch eine jüngere Schwester, die als unauffällig beschrieben wird. Der Vater schilderte sich selbst als einen Einzelgänger, mit wenig Sozialkontakten. Als Kind sei er sehr eigenbrötlerisch gewesen, habe eigentlich nur zu Erwachsenen Kontakt gehabt. Auch von seiner Frau wird er als Sonderling und Einzelgänger beschrieben, dessen größtes Vergnügen seine Modelleisenbahn sei. Er habe deutliche Kontaktprobleme, sei am liebsten allein.

Schwangerschaft und Geburt seien ohne Komplikationen verlaufen. Peter habe zeitgerecht laufen gelernt, sei aber bis heute sehr ungeschickt, Fahrradfahren habe er beispielsweise erst mit 8 Jahren gelernt. Die Sauberkeitserziehung sei etwas verzögert gewesen. Er habe früh angefangen zu sprechen, noch vor dem zweiten Lebensjahr habe er ganze Sätze benutzt. Er habe auch sehr deutlich gesprochen, es hätten sich keine → Echolalien, → Neologismen und auch keine → pronominale Umkehr gezeigt. Erste Auffälligkeiten seien im Kindergarten aufgetreten. Peter habe keinen Kontakt zu anderen Kindern aufgenommen, habe sich lieber alleine in der Bauecke beschäftigt. Eine Erzieherin habe der Mutter einmal rückgemeldet: „Die anderen Kinder verstehen ihn gar nicht, er redet ja wie ein Professor." Er habe viel geredet, aber nicht darauf geachtet, ob die anderen ihm auch zuhörten. Gespielt habe er vor allem alleine, mit anderen Kindern sei kein Spiel zustande gekommen. Peter beschäftigte sich im Kindergarten gerne mit Konstruktionsspielzeug wie z. B. Lego, er baue Dinge auseinander und wieder zusammen, spiele aber nicht phantasievoll. Er habe ausgeprägte Sonderinteressen: Eine Zeit lang habe er sich fast fanatisch mit dem Thema Bauernhof beschäftigt, hier vor allen Dingen mit Landmaschinen. Auch mit den Pokemon-Figuren habe er sich ausführlich befasst, und sein diesbezügliches Wissen sei sehr umfangreich. Er habe die dazugehörigen Sammelkarten aber nicht mit anderen Kindern getauscht, sondern die Karten gehortet. Auch heute beschäftige er sich noch intensiv mit Phantasiefiguren und „Kriegsschlachten". Er denke sich historische Schlachten aus, schreibe ausführliche Listen über die verwendeten Waffen, Ausrüstungsgegenstände, Strategien usw. Stundenlang schreibe und male er hierzu Bilder, Tabellen, Listen, die ganze Ordner füllen würden. Freunde habe er keine. Auffällig sei auch, dass Peter zwanghaft auf bestimmte Uhrzeiten fixiert sei. Er müsse beispielsweise morgens zu einer ganz exakten Uhrzeit zum Bus laufen und gerate in Panik, wenn der Schulbus sich verspäte. Auch Essenszeiten müssten genauestens eingehalten werden. Er dusche nur an bestimmten Tagen in der Woche und sei durch nichts hiervon abzubringen. Der Tagesablauf sei stark ritualisiert, und es sei kaum möglich, von diesen Routinen abzuweichen.

Diese einleitenden Informationen zur Historie, Symptomatik und Heterogenität des Phänomens Autismus weisen auf dessen Bedeutung für viele Berufsgruppen – sowohl im Studium als auch in der Praxis – hin. Denn autistische Störungen sind früh beginnende, zahlreiche somatische, psychologische und Alltagsfunktionen beeinträchtigende, überdauernde Verhaltensprobleme. Psychologen, Mediziner, Berufsgruppen aus dem Sozialbereich, Lehrer und andere Pädagogen werden diesen nicht sehr seltenen Entwicklungsstörungen früher oder später in ihrer Arbeit begegnen.

Hauptteil

1

Was ist Autismus? – Symptomatik und diagnostische Kriterien

> *Autistische Störungen sind geprägt durch deutliche Auffälligkeiten im Bereich der sozialen Interaktion und Kommunikation sowie durch repetitives, stereotypes Verhalten. Die Auffälligkeiten bestehen von früher Kindheit bis ins Erwachsenenalter und zeigen sich in allen Lebenssituationen. Durch Behandlungsmaßnahmen können sie zwar gebessert, jedoch nicht geheilt werden.*

Die autistischen Störungen zählen nach den beiden gängigen → Klassifikationssystemen für Krankheiten und psychische Störungen (Internationales Klassifikationssystem der Weltgesundheitsorganisation ICD-10 und Diagnostisches und Statistisches Handbuch Psychischer Störungen DSM-IV-TR) zu den tiefgreifenden Entwicklungsstörungen, worunter eine Gruppe von Störungen zusammengefasst ist, die durch drei charakteristische Merkmale (verschiedentlich als „klassische autistische Trias" tituliert) gekennzeichnet sind:

- qualitative Beeinträchtigungen in der zwischenmenschlichen Interaktion,
- qualitative Auffälligkeiten in der Kommunikation und
- ein eingeschränktes, stereotypes, sich wiederholendes Repertoire von Interessen und Aktivitäten.

Diese qualitativen Beeinträchtigungen sind ein grundlegendes Funktionsmerkmal der betroffenen Person und zeigen sich in allen Situationen – sie variieren jedoch im Ausprägungsgrad. Die Auffälligkeiten bestehen von frühester Kindheit an und manifestieren sich in den ersten fünf Lebensjahren. Ein wesentliches Charakteristikum der tiefgreifenden Entwicklungsstörungen besteht auch darin, dass sie persistieren (andauern) und durch therapeutische Interventionen zwar bedeutend gebessert, nicht aber geheilt werden können.

Die wichtigsten tiefgreifenden Entwicklungsstörungen nach dem Schlüssel der ICD-10 (WHO, 2009) sind:

- der frühkindliche Autismus (F84.0),
- das Asperger-Syndrom (F84.5),
- der atypische Autismus (F84.1),
- das Rett-Syndrom (F84.2) und
- andere desintegrative Störungen des Kindesalters (F84.3).

Im DSM-IV wird noch die „tiefgreifende Entwicklungsstörung nicht weiter spezifiziert" genannt, die im Folgenden ebenfalls kurz dargestellt werden soll.

Frühkindlicher Autismus

Beim frühkindlichen Autismus finden sich vielfältige Auffälligkeiten, die sich in die nachfolgend beschriebenen Bereiche unterteilen:

Qualitative Beeinträchtigungen wechselseitiger sozialer Interaktionen:
Die Eltern bemerken meist früh, dass der Blickkontakt ihres Kindes auffällig ist, dieser kann deutlich reduziert oder inkonsistent sein oder wie ein „Hindurchblicken" erscheinen. Auch das soziale Lächeln in Reaktion auf das Lächeln der Bezugspersonen ist deutlich reduziert. Gestik und Mimik werden kaum eingesetzt, um die soziale Interaktionen zu steuern. Ein auffälliges frühes Symptom ist die Unfähigkeit, „geteilte Aufmerksamkeit" herzustellen, d.h., die Koordination der Aufmerksamkeit zwischen dem Kind, einer anderen Person und einem Gegenstand oder Ereignis gelingt nicht; das Ausmaß, in dem das Kind die Aufmerksamkeit einer anderen Person teilt und/oder sich darum bemüht, deren Aufmerksamkeit auf ein Objekt oder Ereignis zu lenken, ist deutlich reduziert. Betroffene Kinder vermissen einerseits häufig ihre abwesenden Eltern nicht und freuen sich beim Wiedersehen kaum, andererseits zeigen sie aber vielfältige Verhaltensweisen, die auf eine enge Bindung an die Bezugsperson verweisen (z.B. essen sie nur, wenn sie von der Bezugsperson gefüttert werden). In ihnen fremden Situationen kommt es vor, dass diese Kinder einfach „weglaufen", d.h., sie überprü-

fen nicht, ob die Eltern noch in Sichtweite sind, sie „rückversichern" sich nicht, indem sie sich beispielsweise über Blickkontakt mit den Eltern darüber verständigen, dass die neue Situation in Ordnung ist, keine Gefahr besteht. Kinder mit Autismus finden besser Kontakt zu Erwachsenen als zu anderen Kindern, die uneinfühlsamer, lauter und bedrängender wirken. Die Beziehungen zu Gleichaltrigen sind deshalb gekennzeichnet durch komplette Kontaktverweigerung, aggressives Verhalten anderen Kindern gegenüber, rein funktionalen Beziehungen oder durch gemeinsame Beschäftigungen, die auf sehr wenige Interessen und Aktivitäten reduziert sind. Die Kinder verstehen darüber hinaus Emotionen und soziale Situationen nicht, sie reagieren auf die Gefühle anderer Menschen unangemessen und verhalten sich dann auch entsprechend. Beispielsweise teilen sie nicht die Trauer oder die Freude anderer Menschen, da sie die gezeigten Emotionen nicht richtig einschätzen können. Sie suchen auch keinen Trost, wenn sie sich selbst verletzt haben oder traurig sind.

Qualitative Beeinträchtigung der Kommunikation: Kinder mit autistischen Störungen verwenden keine Gesten mit symbolischem Gehalt, zum Beispiel das Winken beim Abschied. Außerdem fehlt das typische Lallen bzw. Brabbeln im Tonfall von Sprache vor dem eigentlichen Sprachbeginn. Etwa 50 % der Kinder entwickeln überhaupt keine kommunikative Sprache oder sehr verspätet eine zunächst nicht kommunikative Sprache, die später (im Schulalter oder danach) einen nur partiell kommunikativen Charakter gewinnt. Viele Kinder mit Autismus zeigen eine → Echolalie, aus der auch die ebenfalls typische → pronominale Umkehr zu erklären ist: Sie sprechen von sich in der zweiten oder dritten Person und lernen im Vergleich zu nicht entwicklungsgestörten Kindern sehr verzögert, die eigene Person mit „ich" zu bezeichnen. Sie machen auch grammatikalische Fehler und neigen zu → Neologismen, die für sie eine bestimmte Bedeutung haben können. Bei vielen Kindern ist auch das Sprechen auffällig: Sie betonen Wörter oder Satzteile oft auf ungewöhnliche Art und Weise, die Sprachmelodie ist monoton, und der Sprechrhythmus wirkt oft abgehackt.

Das Spielverhalten von Kindern mit frühkindlichem Autismus ist – gemessen an ihrem Entwicklungsniveau und ihren kognitiven Fähigkeiten – ebenfalls auffällig: Sie sind nicht zu interaktivem Spielen fähig, da es ihnen nicht gelingt, eine geteilte Aufmerksamkeit (siehe oben) herzustellen. Spielzeug wird häufig zweckentfremdet, z. B. bringen die Kinder verschiedenste Gegenstände – Holzklötze, Puppen, Spielzeugautos etc. – ausdauernd zum Rotieren und sind davon völlig fasziniert. Funktionelles, sensomotorisches Spielen (Spiele, bei denen die körperliche Aktivität und das Erfassen von Gegenständen über die Sinne im Vordergrund stehen) überwiegt bei diesen Kindern. Sie reihen Spielsachen in stereotyper Weise auf, klopfen sie aneinander, beriechen oder belecken sie etc. Häufig ist auch ein deutliches Interesse an Teilen von Spielsachen zu beobachten, so dreht das Kind z. B. stereotyp die Räder des Spielzeugautos oder klappt die Autotüren immer wieder auf und zu. Die Fähigkeit, imaginierte Ereignisse zu produzieren, Objekten, Umgebungen und Personen (einschließlich des Selbst) eine alternative Identität zuzusprechen, was als „So-tun-als-ob-Spiel" oder Symbolspiel bezeichnet wird, ist reduziert. Das trifft ebenso auf soziale Rollenspiele mit anderen Kindern (kooperatives soziales Fiktions- / Illusionsspiel) zu.

Eingeschränkte Interessen und stereotype Verhaltensmuster: Kinder mit frühkindlichem Autismus zeigen eine ausgeprägte Angst vor Veränderungen bzw. ein ängstlich-zwanghaftes Bedürfnis, in ihrer Umgebung und Lebensweise nichts zu verändern. Diese Veränderungsangst kann auf ganz verschiedene, für das jeweilige Kind subjektiv wichtige Gegebenheiten ausgerichtet sein, z. B. auf fremde Räume, veränderte Spazier- und Schulwege, unbekannte Speisen, neue Kleidungsstücke, umgestellte Möbel, aber auch auf Änderungen im Tagesablauf. Diese Ängste nehmen ein beträchtliches Ausmaß an und verdeutlichen, dass Kinder mit Autismus auf ein möglichst gleichbleibendes Umfeld und einen stereotypen Tagesablauf und -rhytmus angewiesen sind. Sie geraten in regelrechte Panikzustände, wenn es zu Veränderungen kommt.

Auch die Reaktion auf Sinnesreize ist häufig anzutreffen, z. B. reagieren die Kinder zunächst nicht, wenn sie angesprochen werden oder ein Geräusch hören, gleichzeitig kann aber eine selektive oder totale Geräuschüberempfindlichkeit bestehen. Häufig wird deshalb bei Kindern mit frühkindlichem Autismus eine Hörstörung vermutet. Bei vielen autistischen Kindern kommt es auch zu zahlreichen Stereotypien, die als Selbststimulation von Sinnesbereichen gedeutet werden können, z. B. Augenbohren, fächernde Bewegungen der Hände vor den Augen (sog. „Hand- und Fingermanierismen"), Hin-und-her-Pendeln des Kopfes, Schläge mit den Händen auf die Ohren. Die Kinder wehren Berührungen und Zärtlichkeiten häufig ab, umgekehrt kommt aber auch distanzloses Verhalten vor (das Kind setzt sich beispielsweise bei völlig fremden Personen auf den Schoß). Oftmals kann man eine Unempfindlichkeit gegenüber Kälte und Schmerzreizen beobachten, ebenso umschriebene

Ängste, z. B. vor bestimmten Tieren wie Hunden oder Insekten. Auch der Schlaf-Wach-Rhythmus ist bei Kindern mit frühkindlichem Autismus häufig gestört.

> **Merksatz**
>
> **Es gibt für Autismus kein unbedingt notwendiges Symptom, sondern eine Symptomvielfalt. Die Kernsymptome aus den Bereichen der Trias zeigen eine entwicklungspsychologische Variabilität, bleiben aber bis ins Erwachsenenalter als persistierende und tiefgreifende Symptomatik erhalten.**

Diagnostische Kriterien: In Tabelle 1 sind die diagnostischen Kriterien für den frühkindlichen Autismus (auch Kanner-Syndrom genannt) nach ICD-10 und DSM-IV-TR (gekürzt und sinngemäß) aufgeführt. Es wird ersichtlich, dass die Kriterien der beiden diagnostischen Systeme nahezu identisch sind. Die in der Tabelle aufgeführten diagnostischen Merkmale umschreiben in allgemeiner Form die Symptomatik, die im Einzelfall sehr vielgestaltig sein kann und sich im Laufe der Entwicklung auch verändert.

Innerhalb der Diagnose des frühkindlichen Autismus unterscheidet man insbesondere im Forschungsbereich zwischen

- „Low-functioning-Autismus": Personen mit Intelligenzminderung und mit nur sehr geringen sprachlichen Fähigkeiten;
- „High-functioning-Autismus" oder auch hochfunktionaler frühkindlicher Autismus: Personen ohne Intelligenzminderung (IQ > 70) und guten verbalen Fähigkeiten.

Asperger-Syndrom

Die Kernmerkmale des Asperger-Syndroms umfassen nach den → Klassifikationssystemen ICD-10 und DSM-IV-TR folgende Auffälligkeiten.

Qualitative Beeinträchtigung der sozialen Interaktion: Betroffene Kinder und Jugendliche sind sowohl in ihrem nichtverbalen Verhalten (Gestik, Mimik, Blickkontakt) auffällig, als auch unfähig, zwanglose Beziehungen zu Gleichaltrigen oder Älteren herzustellen. Sie können zudem emotional nicht mitreagieren und nicht an der Freude oder auch an Ärger und Wut anderer teilhaben.

Tabelle 1: Diagnostische Kriterien für den frühkindlichen Autismus nach ICD-10 und DSM-IV (gekürzt und sinngemäß)

ICD-10	DSM-IV
1. Qualitative Beeinträchtigungen wechselseitiger sozialer Interaktionen (z.B. unangemessene Einschätzung sozialer und emotionaler Signale; geringer Gebrauch sozialer Signale)	1. Qualitative Beeinträchtigung der sozialen Interaktion (z.B. bei nonverbalen Verhaltensweisen wie Blickkontakt, etc.; Beziehungsaufnahme zu Gleichaltrigen; Ausdruck von Gefühlen)
2. Qualitative Beeinträchtigung der Kommunikation (z.B. Fehlen eines sozialen Gebrauchs sprachlicher Fertigkeiten; Mangel an emotionaler Resonanz auf verbale und nonverbale Annäherungen durch andere Menschen; Veränderungen der Sprachmelodie)	2. Qualitative Beeinträchtigung der Kommunikation (z.B. verzögerte oder ausbleibende Sprachentwicklung; stereotyper oder repetitiver Gebrauch der Sprache; Fehlen von entwicklungsgemäßen Rollen- und Imitationsspielen)
3. Eingeschränkte Interessen und stereotype Verhaltensmuster (z.B. starre Routine hinsichtlich alltäglicher Beschäftigungen; Widerstand gegen Veränderungen)	3. Beschränkte repetitive und stereotype Verhaltensweisen, Interessen und Aktivitäten
4. Unspezifische Probleme wie Befürchtungen, Phobien, Schlaf- und Essstörungen, Wutausbrüche, Aggressionen, Selbstverletzungen	4. Beginn vor dem 3. Lebensjahr und Verzögerungen oder abnorme Funktionsfähigkeit
5. Manifestation vor dem 3. Lebensjahr	

Ungewöhnlich ausgeprägte und spezielle Interessen und stereotype Verhaltensmuster: Darunter ist z.B. die monomane Beschäftigung mit sehr umschriebenen Wissensgebieten zu verstehen, die meist nicht von allgemeinem Interesse sind, so z.B. besonderes Interesse für Schmelzpunkte von Metallen, für Dinosaurier, Kirchtürme, Biersorten oder Waschmaschinen. Dabei sind nicht nur die Interessen als solche außergewöhnlich, sondern auch das Ausmaß, mit dem sich die Betreffenden ihnen widmen. Vor allem imponieren sie dadurch, dass sie sich von diesen Interessen kaum abbringen lassen, ihre Umgebung damit belasten und / oder dass sie von nichts anderem mehr sprechen.

Fehlen einer Sprachentwicklungsverzögerung oder einer Verzögerung der kognitiven Entwicklung: Im Gegensatz zum frühkindlichen Autismus fehlen beim Asperger-Syndrom die verzögerte Sprachentwicklung sowie auch die Einschränkungen der kognitiven Entwicklung. Vielmehr lernen die Kinder mit Asperger-Syndrom relativ früh und gut sprechen, fallen mitunter durch eine sprachlich recht ungewöhnliche Ausdrucksweise auf und bewegen sich auch in ihrer Intelligenz im mittleren bis oberen Normbereich.

Zusätzliches Merkmal nach DSM-IV-TR: Als zusätzliches Merkmal wird hier angeführt, dass die Beeinträchtigung im sozialen oder beruflichen Funktionsbereich von → klinischer Bedeutsamkeit sein muss.

Beide Klassifikationssysteme weisen darauf hin, dass die Störung von den anderen tiefgreifenden Entwicklungsstörungen abgrenzbar sein muss. Die das Asperger-Syndrom kennzeichnenden Diagnosekriterien nach ICD-10 und DSM-IV-TR sind in Tabelle 2 wiedergegeben.

Seit der Erstbeschreibung durch Hans Asperger besteht eine erhebliche Kontroverse über die Eigenständigkeit des Asperger-Syndroms, insbesondere bezüglich seiner Abgrenzung zu den anderen autistischen Störungen. Erst 1993 wurde es in die ICD-10 aufgenommen und als „Störung von unsicherer → nosologischer Validität" bezeichnet. Hiermit ist gemeint, dass eine eindeutige Abgrenzung zu den anderen autistischen Störungen fraglich ist. Erst 1994 erfolgte die Aufnahme in das DSM-IV, wobei das Asperger-Syndrom hier unter den nicht weiter spezifizierten tiefgreifenden Entwicklungsstörungen (pervasive developmental disorder – not otherwise specified, PDD-NOS) genannt wird und keine eigene Ziffer hat. Trotz Aufnahme in die Klassifikationssysteme dauert die Diskussion um die diagnostischen Kriterien des Asperger-Syndroms an. Es besteht beispielsweise Uneinigkeit darüber, ob beim Asperger-Syndrom eine Sprachentwicklungsverzögerung vorliegen darf oder nicht; ob die motorische Ungeschicklichkeit ein relevantes Kriterium ist oder nicht. Einigkeit besteht lediglich darin, dass qualitative Auffälligkeiten in der Interaktion das Asperger-Syndrom

Tabelle 2: Diagnostische Kriterien des Asperger-Syndroms nach ICD-10 und DSM-IV-TR (gekürzt und sinngemäß)

ICD-10	DSM-IV-TR
1. Fehlen einer Sprachentwicklungsverzögerung oder einer Verzögerung der kognitiven Entwicklung. Die Diagnose erfordert, dass einzelne Worte im 2. Lebensjahr oder früher benutzt werden. 2. Qualitative Beeinträchtigungen der gegenseitigen sozialen Interaktionen (entsprechend den Kriterien des frühkindlichen Autismus) 3. Ungewöhnliche und sehr ausgeprägte umschriebene Interessen (ausgestanzte Sonderinteressen) und stereotype Verhaltensmuster. 4. Die Störung ist nicht einer anderen tiefgreifenden Entwicklungsstörung zuzuordnen.	1. Qualitative Beeinträchtigung der sozialen Interaktion in mehreren (mindestens zwei) Bereichen: z.B. bei nonverbalem Verhalten, in der Beziehung zu Gleichaltrigen, in der emotionalen Resonanz 2. Beschränkte repetitive und stereotype Verhaltensmuster (z.B. in den Interessen, Gewohnheiten oder der Motorik) 3. Klinisch bedeutsame Beeinträchtigung in sozialen oder beruflichen Funktionsbereichen 4. Kein klinisch bedeutsamer Sprachrückstand und keine klinisch bedeutsamen Verzögerungen der kognitiven Entwicklung 5. Die Störung erfüllt nicht die Kriterien einer anderen tiefgreifenden Entwicklungsstörung

kennzeichnen, bei den anderen Kriterien gibt es hingegen große Differenzen. Insbesondere ist die Abgrenzung zum frühkindlichen Autismus auf hohem Funktionsniveau sehr umstritten.

Weitere tiefgreifende Entwicklungsstörungen

Beim atypischen Autismus setzt die auffällige und beeinträchtigte Entwicklung erst im oder nach dem 3. Lebensjahr ein (F84.10 nach ICD-10: Autismus mit atypischem Erkrankungsalter), oder aber es liegen Auffälligkeiten im Bereich der sozialen Interaktion, der Kommunikation, begrenzte, stereotype, repetitive Interessen oder Aktivitäten vor, jedoch nicht in ausreichender Anzahl wie beim frühkindlichen Autismus (F84.11 nach ICD-10: Autismus mit atypischer Symptomatologie). Der atypische Autismus geht häufig mit einer schweren Intelligenzminderung einher. Es handelt sich insgesamt um eine wenig eindeutig abgrenzbare diagnostische Kategorie, die bisher kaum erforscht wurde.

Das DSM-IV enthält noch die diagnostische Kategorie der tiefgreifenden Entwicklungsstörung, nicht weiter spezifiziert (pervasive developmental disorder not otherwise specified, PDD-NOS), deren Kriterien sehr ungenau definiert sind: Die Betroffenen zeigen Beeinträchtigungen der sozialen Interaktion und/oder Kommunikation und/oder rigide, stereotype Verhaltensweisen. Die diagnostischen Kriterien für den frühkindlichen Autismus oder eine andere spezifische tiefgreifende Entwicklungsstörung werden jedoch nicht erfüllt. Möglich ist auch, dass insgesamt weniger als sechs Symptome vorhanden sind, das Alter bei Beginn der Auffälligkeiten nach dem 36. Lebensmonat liegt oder nicht alle Kriterien für das Asperger-Syndrom erfüllt sind. Die Mindestanzahl an Symptomen, die für eine Klassifikation aber gezeigt werden sollte, wird nicht benannt.

Die Diagnose PDD-NOS soll Anwendung finden, wenn eine schwere und tiefgreifende Beeinträchtigung der Entwicklung der → reziproken sozialen Interaktion oder der verbalen und nonverbalen Kommunikationsfähigkeiten vorliegt oder wenn stereotype Verhaltensweisen, Interessen und Aktivitäten auftreten. Welche und wie viele Kriterien erfüllt sein müssen, bleibt allerdings unklar. Kinder mit Verhaltensauffälligkeiten, die in dieser Kategorie klassifizierbar sind, bilden daher eine sehr heterogene, ungenau definierte Gruppe.

Bei der desintegrativen Störung handelt es sich um eine tiefgreifende Entwicklungsstörung, die durch eine Periode einer zweifellos normalen Entwicklung vor dem Beginn der Krankheit definiert ist. Es folgt ein Verlust vorher erworbener Fertigkeiten in verschiedenen Entwicklungsbereichen (z. B. Sprachentwicklung, Sauberkeitsentwicklung) innerhalb weniger Monate. Typischerweise wird die Störung von einem allgemeinen Verlust des Interesses an der Umwelt, von stereotypen, sich wiederholenden motorischen Manierismen und einer autismusähnlichen Störung sozialer Interaktionen und der Kommunikation begleitet. Da es auch bei anderen autistischen Störungen zu einer, wenn auch weniger deutlichen „Regression" kommen kann, ist die Abgrenzung zu anderen autistischen Störungen nicht immer gesichert.

Beim Rett-Syndrom kommt es nach zunächst unauffälliger pränataler (vorgeburtlich) und perinataler (um die Geburt herum) Entwicklung zwischen dem 7. und 24. Lebensmonat zu folgenden charakteristischen Symptomen: Vollständiger Verlust des zielgerichteten Gebrauchs der Hände, Verlust oder Teilverlust der Sprache, Verlangsamung des Kopfwachstums und eigenartige, „windende" Bewegungsstereotypien der Hände. Die Störung kommt fast ausschließlich bei Mädchen vor und wird verursacht durch eine Mutation des X-chromosomalen MECP2-Gens. Tritt diese Mutation bei männlichen Individuen auf, so ist sie in der Regel tödlich. Dies ist der Grund für das nahezu ausschließliche Vorkommen der Störung bei Mädchen. Bisher konnte keine schlüssige Erklärung für die hohe Sterblichkeitsrate von männlichen Embryonen und Babys mit der Rett-Variante gefunden werden. Man geht davon aus, dass die Mutation auf den X-Chromosomen bei Jungen, die ja nur ein X-Chromosom besitzen und daher eine unichromosonale Mutation weniger gut kompensieren können als Mädchen, zur Folge hat, dass durch den Zellteilungsprozess die Mutation auf jede neue Zelle übertragen wird. Letzten Endes kann dies bedeuten, dass die Entwicklung des Fötus so schwer geschädigt wird, dass der Säugling keine große Lebenserwartung hat.

Literatur

Holtmann, M. (2008): Psychiatrische Syndrome nach Hirnfunktionsstörungen.
Remschmidt, H. et al. (2001): Multiaxiales Klassifikationsschema für psychische Störungen des Kindes- und Jugendalters nach ICD-10 der WHO.
Sinzig, J. (2011): Autismus.

Gibt es typische Begleiterkrankungen? – Komorbiditäten

Neben der eigentlichen Kernsymptomatik weisen Menschen mit autistischen Störungen häufig eine große Zahl verschiedener, gleichzeitig vorkommender Auffälligkeiten, Störungen und Erkrankungen auf.

Wie in Kapitel 1 dargestellt, wird die Konstellation von Beeinträchtigungen in der sozialen Interaktion und in der Sprache und Kommunikation sowie das Vorhandensein von repetitiven, stereotypen Verhaltensweisen oder Interessen als Kernsymptomatik von autistischen Störungen bezeichnet. Häufig treten diese Symptome jedoch zusammen mit anderen Störungen oder Krankheiten auf. Man spricht dann von Mehrfachdiagnose oder Komorbidität (von lat. ko = mit und morbus = Krankheit).

> **Definition**
>
> **Unter Komorbidität versteht man das gleichzeitige Vorkommen unterschiedlicher, voneinander abgrenzbarer somatischer Erkrankungen und psychischer Störungen.**

Zu den Begleiterkrankungen autistischer Störungen gehören z. B. motorische Unruhe, Aufmerksamkeitsprobleme, oppositionelles, aggressives und autoaggressives Verhalten, Ängste, Phobien (anhaltende Ängste vor bestimmten Situationen, Gegenständen oder Tätigkeiten) und depressive Verstimmungen. Neben diesen psychiatrischen Symptomen können aber auch neurologische (z. B. Epilepsie), genetische (Fragiles-X-Syndrom, Angelman-Syndrom u. a.) oder Stoffwechselerkrankungen (Phenylketonurie, Lesch-Nyhan-Syndrom u. a.) komorbid vorliegen.

Neuere Untersuchungen weisen darauf hin, dass ca. zwei Drittel der von Autismus betroffenen Personen komorbide Symptome aufweisen. Dabei liegen meist mindestens eine, im Mittel sogar zwei bis drei weitere psychiatrische Diagnosen vor. Besonders häufig finden sich spezifische Phobien, Zwangserkrankungen und → ADHS, aber auch oppositionelle Störungen und → affektive Erkrankungen (wie Depression).

Die typischen Symptome eines ADHS sind deutliche Aufmerksamkeitsdefizite, motorische Unruhe sowie eine erhöhte Impulsivität. Kinder mit dieser Störung haben meist Schwierigkeiten, die Aufmerksamkeit über einen längeren Zeitraum aufrechtzuerhalten, außer bei Aufgaben, die in ihrem Interessenspektrum liegen. Sie lassen sich durch ihre Umgebung leicht ablenken, zappeln häufig mit Händen und Füßen. Sie können nur sehr schwer abwarten, bis sie an der Reihe sind, unterbrechen oder stören andere häufig usw.

Oft kommt es vor, dass insbesondere bei Menschen mit Asperger-Syndrom zunächst die Diagnose eines ADHS gestellt wird und dann im Verlauf die typischen Merkmale des Asperger-Syndroms in den Vordergrund rücken. Andererseits ist aber die Diagnose ADHS auch eine der häufigsten Differentialdiagnosen (siehe Kapitel 6) des Asperger-Syndroms.

Oppositionelles und aggressives Verhalten kommt neben der Kernsymptomatik autistischer Störungen ebenfalls häufig vor und kann den Verlauf der Krankheit erheblich negativ beeinflussen. Aggressives und selbstverletzendes Verhalten (beispielsweise in Form von Kopfschlagen, Kratzen, Beißen) ist häufig bei Menschen mit einer autistischen Störung zu beobachten, die eine Intelligenzminderung und geringe Sprachfertigkeiten aufweisen. Andererseits zeigen auch Kinder mit Asperger-Syndrom im Vergleich zu Kindern mit frühkindlichem Autismus vermehrt aggressives Verhalten, insbesondere im Vorschulalter.

Ängste und Phobien sind ebenfalls häufig bei autistischen Störungen anzutreffen. Diese Ängste können sich beispielsweise auf Spritzen, fliegende Insekten, bestimmte Geräusche oder Menschenansammlungen beziehen.

Autistische Jugendliche können, besonders in der Pubertät, eine behandlungsbedürftige depressive Störung entwickeln, etwa wenn sie beginnen, ein Empfinden für ihre Andersartigkeit zu entwickeln, und ihre soziale Isolation zunehmend als sehr bedrückend erleben. Die typischen Symptome einer Depression sind eine deutlich veränderte Stimmungslage, Selbstabwertung, reduzierter Appetit, Schlafstörungen, manchmal auch zwanghaftes Verhalten. Es finden sich Hinweise darauf, dass bei denjenigen Menschen mit Autismus, die zusätzlich eine Depression entwickeln, Depressionen in der Familienanamnese gehäuft vorkommen.

> **Merksatz**
>
> **Begleitende Störungen können das Funktionsniveau der Betroffenen und den Entwicklungsverlauf der autistischen Störung stark beeinträchtigen und therapeutische Interventionen empfindlich behindern. Sie erschweren auch die differentialdiagnostische Abgrenzung zu anderen Störungen. Daher ist es erforderlich, diesen komorbiden Symptomen bzw. Störungen Beachtung zu schenken und diese auch – eventuell medikamentös – mitzubehandeln.**

Literatur

Noterdaeme, M. & Enders, A. (Hrsg.) (2010): Autismus-Spektrum-Störungen (ASS). Ein integratives Lehrbuch für die Praxis.

Noterdaeme, M., & Hutzelmeyer-Nickels, A. (2010): Begleitsymptomatik bei tief greifenden Entwicklungsstörungen – II. Genetische Syndrome und neurologische Begleiterscheinungen.

Noterdaeme, M., & Wriedt, E. (2010): Begleitsymptomatik bei tief greifenden Entwicklungsstörungen – I. Intelligenzminderung und psychiatrische Komorbidität.

3

Kommt Autismus häufig vor? – Epidemiologie der autistischen Störungen

Die Anzahl der Personen, bei denen eine autistische Störung diagnostiziert wurde, ist in den letzten Jahren stark gestiegen. Erklärt wird dieser Wandel vor allem mit der Weiterentwicklung der diagnostischen Möglichkeiten. Die Studien hinsichtlich der Verbreitung von autistischen Störungen haben aber neben den Zahlen zur eigentlichen Krankheitshäufigkeit noch weitere interessante Erkenntnisse gebracht.

Ging man über viele Jahre davon aus, dass von 10.000 Personen vier bis fünf eine autistische Störung aufweisen, finden sich in neueren Studien Häufigkeiten von 60 bis 100 auf 10.000. Bemerkenswert ist, dass in den neueren epidemiologischen Untersuchungen (ca. seit dem Jahr 2000) ein enormer Anstieg der Autismus-Prävalenzzahlen zu verzeichnen ist. Einige Autoren sprechen gar von einer „Epidemie des Autismus".

> **Definition**
>
> **Unter Epidemiologie (von griech. epi = auf / über, demos = Volk und logos = Lehre) versteht man diejenige Wissenschaft, die sich mit der Verbreitung von Krankheiten in der Bevölkerung beschäftigt. Aber auch Zusammenhänge zwischen Gesundheit bzw. Krankheiten und gesellschaftlichen Faktoren (etwa Umweltbelastung, Ernährungssituation) sind Gegenstand epidemiologischer Forschung. Prävalenz bedeutet Krankheitshäufigkeit, und die Prävalenzzahl ist eine wichtige Maßzahl der Epidemiologie.**

In Tabelle 3 sind die Häufigkeiten, die in neueren → Metaanalysen festgestellt wurden, aufgeführt.

Tabelle 3: Epidemiologie der tiefgreifenden Entwicklungsstörungen (Fombonne E., 2003; Fombonne E. et al. 2009).

Alle tiefgreifenden Entwicklungsstörungen	60–70 / 10.000
Frühkindlicher Autismus	22 / 10.000
Atypischer Autismus / tiefgreifende Entwicklungsstörung nicht weiter spezifiziert	30 / 10.000
Asperger-Syndrom	11 / 10.000
Rett-Syndrom	< 1 / 10.000
Desintegrative Störung	1.8 / 100.000

Mögliche Ursachen für den Anstieg autistischer Störungen

Inwieweit die Prävalenzsteigerung eine tatsächliche Zunahme abbildet, ist Gegenstand kontroverser Diskussionen. Faktoren, die diskutiert werden, sind ein verbesserter Wissensstand, erhöhte Aufmerksamkeit gegenüber autistischen Symptomen, verbesserte Diagnostikinstrumente sowie die zum Teil sehr ungenauen diagnostischen Kriterien – insbesondere für die Diagnosen „atypischer Autismus" in ICD-10 und „nicht näher bezeichnete tiefgreifende Entwicklungsstörung" in DSM-IV (siehe Kapitel 1).

Vermutlich wurden in früheren Zeiten mildere Varianten von autistischen Störungen häufig nicht als solche diagnostiziert. Jedenfalls wird der Anstieg der Prävalenzzahlen von den meisten Forschern mit der sukzessiven Erweiterung des diagnostischen Konzepts von Autismus erklärt. Auch die in den zurückliegenden Jahren gewachsene Bewusstheit von Experten für diese Störungen, in Kombination mit einer Erweiterung der diagnostischen Kriterien, dient als Erklärung für den Anstieg der autistischen Störungen. Beides führt auf der einen Seite zu einer verbesserten Früherkennung von Kindern mit Autismus, auf der anderen Seite aber zu einer gewissen Beliebigkeit im Umgang mit diagnostischen Kriterien, wenn diese zu ungenau formuliert werden.

Weitere Ergebnisse epidemiologischer Studien

Ein bemerkenswerter Aspekt hinsichtlich der autistischen Störungen sind die Angaben zur Intelligenz: Ging man früher davon aus, dass bei drei Vierteln aller autistischen Menschen eine geistige Behinderung vorliegt, so zeigen neuere Untersuchungen, dass 30 % der Betroffenen eine milde bis moderate Beeinträchtigung der Intelligenz aufweisen, 40 % eine deutliche geistige Behinderung zeigen und 30 % über eine durchschnittliche Intelligenz verfügen. In einigen Studien fand sich sogar ein noch geringerer Anteil an geistiger Behinderung, hier zeigten 29 % bis 60 % der Betroffenen einen durchschnittlichen bis überdurchschnittlichen Intelligenzquotienten.

Über die Zeit gleich geblieben sind hingegen die Angaben zum Geschlechterverhältnis von autistischen Störungen. Es gibt ein eindeutiges und in allen epidemiologischen Studien bestätigtes Missverhältnis in dem Sinne, dass das männliche Geschlecht deutlich häufiger betroffen ist als das weibliche. Für alle autistischen Störungen fand sich in neueren → Metaanalysen ein gemitteltes Verhältnis von 5–6 Jungen/Männern auf 1 Mädchen/Frau.

Es findet sich in den aktuellen Studien auch ein Zusammenhang zwischen kognitiven Fähigkeiten und Geschlecht der Betroffenen. Betroffene Mädchen/Frauen weisen häufiger eine begleitende Intelligenzminderung auf sowie eine Epilepsie. Bei Betroffenen mit einer Intelligenzminderung liegt das Verhältnis von männlich zu weiblich bei 2:1. Dahingegen liegt das Verhältnis bei Betroffenen mit durchschnittlichen kognitiven Fähigkeiten bei ca. 5–6 (männlich) : 1 (weiblich).

Literatur

Fombonne, E. (2003): Epidemiological surveys of autism and other pervasive developmental disorders: an update

Fombonne, E. et al. (2009): Prevalence and interpretation of recent trends in rates of pervasive developmental disorders.

Was bedeutet Autismus-Spektrum-Störung? – Aktueller Forschungsstand

> *Gemäß den Klassifikationssystemen ICD-10 und DSM-IV-TR lassen sich verschiedene autistische Störungen durch die dort formulierten diagnostischen Kategorien voneinander und von anderen Störungen unterscheiden. Das alternative Konzept der Autismus-Spektrum-Störung sieht die autistischen Beeinträchtigungen dagegen auf einem Kontinuum oder Spektrum angesiedelt. So stehen nicht bestimmte Merkmale als Abgrenzungskriterien im Mittelpunkt, sondern der Grad der Ausprägung dieser Merkmale, um Autismus zu beschreiben.*

Tiefgreifende Entwicklungsstörungen stellen – wie in Kapitel 1 dargestellt – ein heterogenes Störungsbild dar: Ihnen ist zwar eine grundlegende Beeinträchtigung im Bereich der sozialen Interaktion und Kommunikation sowie repetitives, stereotypes Verhalten gemeinsam, sie sind jedoch auch von einer hohen Variabilität hinsichtlich des Grades der Beeinträchtigung der kognitiven, verbalen, motorischen, sozialen sowie adaptiven Fähigkeiten gekennzeichnet.

In der Forschung wird deshalb die Frage der eindeutigen Abgrenzung der tiefgreifenden Entwicklungsstörungen voneinander diskutiert. Verschiedene Studien bezüglich einer Differenzierung liegen vor, deren Ergebnisse sind insgesamt jedoch inkonsistent. Insbesondere erscheint problematisch, dass bei einigen dieser Studien Gruppenvergleiche angestellt wurden, die eine zirkuläre Argumentationsstrategie verwenden: Die Diagnosegruppen wurden zunächst nach gewissen Kriterien eingeteilt, und dann wurde nach Unterschieden in diesen Kriterien gesucht, was artifizielle Differenzen hervorbringt.

Dimensionales versus kategoriales Konzept

ICD-10 und DSM-IV-TR (→ Klassifikationssysteme) stimmen bezüglich der diagnostischen Kriterien der tiefgreifenden Entwicklungsstörungen weitestgehend überein. Die dort zu findenden Operationalisierungen (Definitionen) sind kategorialer Natur, d.h., es wird davon ausgegangen, dass die autistischen Störungen sich durch *qualitative* Beeinträchtigungen / Besonderheiten von nicht-autistischen Störungen und „Normalität" unterscheiden. Auch die verschiedenen autistischen Störungen werden als voneinander abgrenzbare Subgruppen aufgefasst.

Schon seit einiger Zeit wird jedoch diskutiert, ob autistische Störungen nicht vielmehr als ein Kontinuum anzusehen sind, welches im Schweregrad der Symptomatik unterscheidet und nicht in diskreten → Entitäten. Es wurde die Hypothese aufgestellt, dass autistische Störungen ein Kontinuum bzw. Spektrum von qualitativ ähnlichen, nicht kategorial unterscheidbaren Entitäten darstellen, die als Autismus-Spektrum-Störungen bezeichnet werden (engl. autism spectrum disorders). Dieses Spektrum-Modell sieht „Autismus-Spektrum-Störung" als Oberbegriff für autistische Störungen an, deren Ausprägungsgrad stark variieren kann: Das Spektrum reicht von schwerwiegenden autistischen Symptomen mit geistiger Behinderung und fehlendem Sprachvermögen bis zu autistischen Symptomen mit durchschnittlicher (oder auch überdurchschnittlicher) Begabung und gutem Sprachvermögen.

Als Autismus-Spektrum-Störung werden der *frühkindliche Autismus*, das *Asperger-Syndrom*, der *atypische Autismus* bzw. *PDD-NOS* sowie die *desintegrative Störung* subsumiert (siehe Kapitel 1), wobei davon ausgegangen wird, dass verschiedene autistische Störungen sich nicht kategorial, sondern nur quantitativ (dimensional) voneinander unterscheiden lassen. Mildere autistische Verhaltensweisen können demnach auch im Rahmen anderer Störungen oder sogar bei Gesunden gefunden werden. Zwillings- und Familienuntersuchungen konnten im Sinne dieses Konzeptes beispielsweise bei den Verwandten eines Menschen mit einer Autismus-Spektrum-Störung nachweisen, dass diese Personen einzelne, mildere Symptome der Störung zeigten, was als → Broader Autism Phenotype bezeichnet wird. Daher wird argumentiert, dass Autismus-Spektrum-Störungen als das extreme Ende eines Kontinuums zu verstehen sind, welches einen fließenden Übergang zeigt zwischen „Normalität" und „Psychopathologie".

In dem sich zurzeit in Überarbeitung befindlichen Diagnostischen und Statistischen Handbuch psychischer Störungen (engl. Diagnostic and Statistical Manual of Mental Disorders – DSM) das demnächst als *DSM-V* erscheint (→ Klassifikationssysteme) wird nicht mehr zwischen den verschiedenen autistischen Störungen unterschieden. Es findet sich nur noch die Kategorie der „autism spectrum disorder" (die vorläufige Version ist über das Internet einsehbar: https://www.dsm5.org).

Neuere Studien haben auch ergeben, dass die Störungsbereiche der sozialen Interaktion und der Kommunikation nicht eindeutig voneinander getrennt werden können – was ebenfalls für eine Modifizierung der Diagnosekriterien spricht. Für die Diagnose einer Autismus-Spektrum-Störung müssen nach DSM-V die in Tabelle 4 genannten Auffälligkeiten bestehen.

Tabelle 4: Diagnostische Kriterien der Autismus-Spektrum-Störung nach DSM-V (Übersetzung durch die Autoren)

Für die Diagnose „Autismus–Spektrum-Störung" müssen folgende Kriterien aus den Bereichen 1, 2, und 3 erfüllt sein:

1. Klinisch relevante, durchgängige Defizite im Bereich der sozialen Kommunikation und Interaktion. Folgende Auffälligkeiten müssen vorhanden sein:
   a. Markante Defizite in der nonverbalen und verbalen Kommunikation, die für die soziale Interaktion relevant sind
   b. Mangel an sozio-emotionaler Gegenseitigkeit
   c. Unfähigkeit, Beziehungen zu Gleichaltrigen aufzubauen und aufrecht zu erhalten; in einer für das geistige Alter angemessenen Art und Weise

2. Begrenzte, repetitive Verhaltensweisen, Interessen und Aktivitäten, mindestens zwei der nachfolgenden Symptome müssen vorliegen:
   a. Stereotype motorische oder verbale Verhaltensweisen oder ungewöhnliche sensorische Interessen
   b. Exzessives Festhalten an Routinen oder ritualisierte Verhaltensweisen
   c. Restriktive, intensive Interessen

3. Die Symptome müssen seit frühester Kindheit an bestehen (können jedoch erst dann deutlich offensichtlich werden, wenn die sozialen Anforderungen ansteigen).

Im DSM-V wird des Weiteren die Notwendigkeit von mehreren Informationsquellen betont, was eine geschulte Verhaltensbeobachtung des Kindes sowie eine ausführliche anamnestische Befragung der Eltern, Erzieher oder Lehrer über das Kind erforderlich macht: Das Vorhandensein von repetitiven, stereotypen, eingeschränkten Interessen, Routinen oder Ritualen muss jeweils durch die Verhaltensbeobachtung und Angaben der Eltern abgesichert werden. Damit wird die differentialdiagnostische Abgrenzung zu anderen Störungen verbessert. Außerdem wird deutlich betont, dass eine Autismus-Spektrum-Störung als → neurodevelopmental disorder (Entwicklungsstörung des zentralen Nervensystems) angesehen wird, die von der frühen Kindheit an besteht.

Es besteht im DSM-V dann die Möglichkeit über sogenannte „clinical specifiers" (die Diagnose spezifizierende Angaben) die Schwere der Symptomatik, die verbalen und kognitiven Fähigkeiten des Menschen mit einer Autismus-Spektrum-Störung sowie assoziierte Merkmale, wie beispielsweise eine Epilepsie oder genetische Syndrome, anzugeben.

Über die Inklusion der Diagnose „Asperger-Syndrom" unter dem Begriff der Autismus-Spektrum-Störung besteht seit der Veröffentlichung des vorläufigen DSM-V eine Kontroverse. Das Argument für die Subsummierung unter der Diagnosekategorie Autismus-Spektrum-Störung ist, dass zwar eine Differenzierung zwischen Autismus-Spektrum-Störung und anderen Störungsgruppen → reliabel und → valide möglich sei, jedoch die Unterscheidung verschiedener Subgruppen des Autismus-Spektrums im Entwicklungsverlauf inkonsistent sei. Insbesondere habe sich gezeigt, dass eine Unterscheidung zwischen dem frühkindlichen Autismus auf hohem Funktionsniveau (High-functioning-Autismus, siehe Kapitel 1) und dem Asperger-Syndrom im Jugendalter nicht mehr möglich ist. Daher mache eine Auffassung des Asperger-Syndroms als eigenständiges Störungsbild keinen Sinn. Das Konzept der Autismus-Spektrum-Störung als ein Spektrum reflektiere den gegenwärtigen Forschungsstand bezüglich der Pathologie und des → klinischen Bildes von autistischen Störungen.

Auch der enorme Anstieg in den → Prävalenzzahlen (siehe auch Kapitel 3), insbesondere für die ungenau definierte Gruppe der tiefgreifenden Entwicklungsstörungen nicht weiter spezifiziert (PDD-NOS) soll durch die genannten Neuerungen im DSM-V vermieden werden. Hier stellt sich dann aber die Frage, wie mit der Gruppe von Fällen, die anhand des neuen DSM-V nicht mehr alle Kriterien erfüllen (weil sie beispielsweise deutliche und früh beginnende und persistierende Auffälligkeiten im Bereich der sozialen Interaktion und Kommunikation zeigen, jedoch keine Auffälligkeiten hinsichtlich des Bereichs der „begrenzten, repetitiven Verhaltensweisen, Interessen und Aktivitäten") in Zukunft umgegangen wird. Die Schwierigkeit ist: Diese Fälle zeigen → klinisch relevante Probleme, lassen sich diagnostisch jedoch nur schwer einordnen. Das Argument für die Forderung nach Auffälligkeiten in beiden Bereichen (Soziale Interaktion / Kommunikation plus repetitives, stereotypes Verhalten, eingeschränkte Interessen, Routinen oder Rituale) ist, dass bei Vorliegen von Auffälligkeiten in beiden Bereichen die Spezifität der Diagnose eindeutig erhöht wird, während die differentialdiagnostische Abgrenzung zu anderen Störungen sehr unklar ist, wenn lediglich Auffälligkeiten im Bereich der sozialen Interaktion und Kommunikation vorliegen.

Eine weitere, jedoch nicht umstrittene Neuerung des DSM-V ist die Zulassung von → ADHS als Doppeldiagnose. Während ADHS im ICD-10 eine Ausschlussdiagnose für Autismus darstellt, zeigen viele neuere Studien, dass ADHS eine der häufigsten komorbiden Störungen bei Autismus ist (siehe auch Kapitel 2).

Definition

Im Folgenden wird, um dem neuesten Forschungsstand gerecht zu werden, der Begriff „Autismus" als synonym für „Autismus-Spektrum-Störung" verwendet. Er impliziert die Störungen „frühkindlicher Autismus", das „Asperger-Syndrom", den „atypischen Autismus" bzw. „PDD-NOS" sowie die „desintegrative Störung".

Literatur

Rühl, D. et al. (2004): ADOS: Diagnostische Beobachtungsskala für Autistische Störungen.

Wodurch wird Autismus verursacht? – Ätiologie und Störungskonzept

Autistische Störungen gelten als Entwicklungsstörungen des zentralen Nervensystems („neurodevelopmental disorders"), die primär genetisch verursacht sind und mit strukturellen und funktionellen Veränderungen des Gehirns einhergehen, welche die Kontaktfähigkeit eines Menschen beeinflussen.

Im Folgenden werden zunächst die grundlegenden Konzepte zur Ätiologie der autistischen Störungen vorgestellt. Daran anschließend soll, um zu einem vertiefenden Verständnis des Störungskonzepts zu gelangen, die soziale Entwicklung von Kindern mit und ohne Autismus dargestellt werden.

Die bislang vorliegenden Untersuchungen sprechen für die Beteiligung folgender Komponenten an der Ätiologie bzw. Pathogenese von autistischen Störungen:

- Genetische Faktoren und Umweltfaktoren,
- körperliche Erkrankungen,
- Hirnschädigungen bzw. Hirnfunktionsstörungen,
- biochemische Anomalien,
- neuropsychologische und kognitive Basisdefizite.

Definition

Die Ätiologie ist eine medizinische Disziplin, die sich mit den Ursachen von Krankheiten beschäftigt (griech. ätio = Ursache / Herkunft, logos = Lehre). Sie hat dabei die Gesamtheit der Faktoren, die zu einer Krankheit führen, im Blick, also die Pathogenese (griech. pathos = Leiden(schaft) / Sucht, genesis = Entstehung / Schöpfung / Geburt). Man spricht in diesem Zusammenhang auch von der Ätiopathogenese (Ursache und Entstehungsweise) einer Krankheit oder Störung.

Die fünf genannten Komponenten, die sich aufgrund verschiedener empirischer Untersuchungen für die Ätiopathogenese von Autismus als bedeutsam erwiesen haben, stehen vorerst noch relativ unvermittelt nebeneinander und lassen sich noch nicht in ein geschlossenes ätiologisches Modell integrieren. Jedoch lassen sie sich in ein theoretisches, multidimensionales Modell (siehe Abbildung 1) fassen, welches die verschiedenen Faktoren berücksichtigt.

Abbildung 1 zeigt zunächst, dass genetische Faktoren sowie ihr bislang ungeklärtes Wechselspiel mit Umweltfaktoren für die Ätiopathogenese von Autismus von großer Bedeutung sind. Dabei bleibt vorerst noch unklar, auf welchem Wege die genetische Disposition zu der für Autismus typischen Symptomatik führt und welche Symptome oder Symptombereiche von welchen genetischen Dispositionen beeinflusst werden (siehe unten). Möglicherweise spielen dabei als Zwischenglieder die anderen genannten Komponenten wie assoziierte körperliche Erkrankungen, anatomische Anomalien, biochemische Anomalien auf der einen Seite und neuropsychologische bzw. kognitive Störungen sowie emotionale Störungen auf der anderen Seite eine Rolle. Viele oder gar die meisten der in der Abbildung 1 aufgeführten Störungen, Anomalien und Defizite sind vermutlich genetisch determiniert oder auch durch Umwelteinflüsse früh (vermutlich intrauterin) beeinflusst. Sie können in verschiedener Weise an der Symptomvermittlung beteiligt sein,

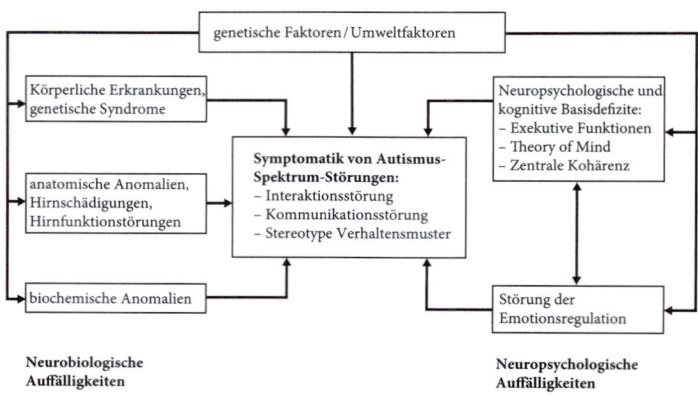

Abbildung 1: Modellvorstellungen zur Ätiopathogenese von Autismus. Abbildung modifiziert nach Remschmidt & Kamp-Becker (2006).

z. B. über das → dopaminerge → Neurotransmittersystem hinsichtlich der Vermittlung stereotyper Handlungsabläufe, über das → serotonerge Neurotransmittersystem im Hinblick auf Zwangssymptome oder neuropsychologische Störungen. Das Zusammenspiel der in der Abbildung 1 aufgelisteten ursächlichen Komponenten erklärt die Ätiopathogenese von Autismus, ohne dass eine Gewichtung der einzelnen Komponenten derzeit möglich ist.

Im Folgenden soll auf die einzelnen Komponenten des Störungsmodells eingegangen werden.

Genetische Faktoren und Umweltfaktoren

Obwohl die Ätiologie des Autismus im Einzelnen noch ungeklärt ist, ist ein beträchtlicher Einfluss genetischer Faktoren unbestritten, wofür Zwillings- und Familienstudien, Chromosomenveränderungen sowie molekulargenetische Befunde sprechen. Schon Kanner und Asperger, die Erstbeschreiber der autistischen Störungen, hatten an eine genetische Verursachung gedacht. Dieses Verständnis wurde aber erst in den 1970er Jahren wieder aufgegriffen. Zwischenzeitlich wurden autistische Störungen durch eine gestörte Mutter-Kind-Beziehung (sogenannte „Kühlschrankmütter") erklärt, ein Ansatz der mittlerweile als eindeutig widerlegt angesehen werden muss.

Zwillingsstudien zeigen → Konkordanzraten von 36–96 % zwischen eineiigen sowie von 0–5 % bei zweieiigen Zwillingen. Neuere Untersuchungen in einer populationsbasierten Zwillingsstudie weisen auf eine hohe Heritabilität (Vererbbarkeitrate) autistischer Merkmale hin, wobei auch für einzelne soziale, kommunikative und sich wiederholende, stereotype Verhaltensauffälligkeiten Konkordanzraten von 92 % bei eineiigen Zwillingen sowie von 10 % bei zweieiigen Zwillingen ermittelt wurden.

Dennoch zeigen die intensiven Forschungsbemühungen im vergangenen Jahrzehnt nur geringe Fortschritte bei der Identifizierung von → Kandidatengenen. Eine Ursache dafür könnte das breite Spektrum an Symptomen und Ausprägungsgraden autistischer Störungen sein. Diese phänotypische Heterogenität behindert erheblich die Detektierung von genetischen Varianten und Genen, die relevant für Autismus sind.

> **Merksatz**
>
> **Der großen Vielfalt im Erscheinungsbild (= phänotypische Heterogenität) der autistischen Störungen liegt vermutlich eine große genetische Heterogenität zugrunde, wodurch die Identifizierung von genetischen Varianten, die an der Ätiologie dieser Störungen beteiligt sind, erheblich erschwert wird.**

Bisherige molekulargenetische Studien weisen darauf hin, dass sowohl seltene genetische Variationen bzw. Chromosomenveränderungen, die einen deutlichen Einfluss (große Effektstärke) auf das Störungsbild aufweisen, als auch relativ häufig vorkommende genetische Varianten mit kleinerem Einfluss (geringe Effektstärke) in verschiedenen Genen, die wiederum in unterschiedliche biologische → Pathways involviert sind, für die Ätiologie des Autismus relevant sind. Zudem kann davon ausgegangen werden, dass komplexe genetische Prozesse aufgrund von Interaktionen verschiedener Gene und aufgrund von Umweltfaktoren (z.B. Virusinfektionen in der Schwangerschaft) an der Ätiologie von Autismus beteiligt sind. Ebenso scheinen den autistischen Störungen verschiedene Vererbungsmechanismen zugrunde zu liegen, je nachdem, ob die betroffenen Personen aus Familien stammen, in denen nur ein einzelnes oder mehrere Kinder betroffen sind.

Um zu eindeutigen und replizierbaren Ergebnissen zu kommen, sind – aufgrund der großen genetischen Heterogenität – für genetische Studien sehr große Stichproben mit umfassend → phänotypisch charakterisierten Probanden erforderlich (ausführliche und standardisierte Erfassung der Symptome und deren Intensität, Komorbiditäten, Sprachfähigkeiten, kognitive Fähigkeiten usw.). Diese gewährleisten einerseits, dass relativ häufige genetische Varianten gefunden werden, die aber nur mit einem geringen Effekt auf die Symptomatik einhergehen. Andererseits ermöglichen solche Stichproben eine Unterteilung in unterschiedliche Subgruppen mit spezifischen → Endophänotypen. Es finden sich Hinweise darauf, dass verschiedene Gene bzw. Gruppen von Genen die drei Kernsymptombereiche (soziale Beeinträchtigung, kommunikative Beeinträchtigung und begrenzte Interessen/repetitive, stereotype Verhaltensmuster) des autistischen → Phänotyps beeinflussen. Dies bedeutet, dass es spezifische Gene bzw. Gengruppen gibt, die z.B. für stereotypes Verhalten kodieren und andere Gene für Defizite in der Kommunikation und Sprache. Es wird davon ausgegangen, dass nur wenige Gene für alle Symptombereich kodieren. Es ist daher zu vermuten, dass die meisten für Autismus relevanten Gene symptomspezifisch agieren.

> **Merksatz**
>
> Die Heterogenität der Erscheinungsformen sowie die multiplen koexistierenden Beeinträchtigungen (Komorbiditäten) legen ein komplexes Vererbungsmodell des Autismus nahe, mit einer Gruppe interagierender Gene, von denen jedes einzelne nur einen geringen Einfluss auf das Störungsbild aufweist. Die einzelnen Gene sind untereinander in einem Netzwerk verknüpft und steuern und regulieren sich in komplizierten Wechselwirkungen gegenseitig.

Untersuchungsmethoden: In der genetischen Forschung werden zwei Strategien verwendet: Kopplungs- und Assoziationsstudien, wobei beide komplementäre Informationen liefern. Kopplungsstudien untersuchen das gemeinsame Auftreten eines Merkmals (z. B. Autismus) und eines spezifischen, identifizierbaren, kurzen *DNA*-Abschnitts (eines genetischen Markers) in den Stammbäumen der betroffenen Familien. Aufgrund eines überzufällig häufigen, gemeinsamen Auftretens der Störung und eines genetischen Markers kann so auf eine Bedeutung des Markers für die Störung geschlossen werden.

In genetischen Assozationsstudien wird untersucht, ob bestimmte Genvariationen bei Trägern eines Merkmals (z. B. Autismus) häufiger oder seltener vorkommen als bei gesunden Kontrollgruppen. Wenn der spezifische Marker in der untersuchten Population signifikant häufiger vorkommt als in einer gesunden Kontrollgruppe, liegt eine Assoziation vor. Der Vorteil von Assoziationsstudien ist, dass auch der Einfluss von Genvariationen, die eine relativ geringe → Effektstärke aufweisen, nachgewiesen werden kann.

Zur Identifizierung von Genen, die an der Ausprägung des → Phänotyps beteiligt sind, werden auch genomweite Ansätze verfolgt. Bei den genomweiten Ansätzen werden ganze Genome vollständig abgebildet, während in Assoziations- oder Kopplungsstudien meist nur ausgewählte Marker typisiert werden. Durch neuere molekularbiologische Untersuchungsmethoden (Microarray, auch Genchip genannt) ist es seit Kurzem möglich, genomweite Analysen zur Identifizierung von strukturellen Variationen(copy number variation, CNV; single nucleotide polymorphism, SNP) sowie auch genomweite Assoziationsstudien (Genome-wide association studies) durchzuführen, die eine große Anzahl potentiell bedeutsamer Kandidatengenregionen und → Kandidatengene identifizieren, welche z. T. die → phänotypische Varianz erklären können. Zudem werden mithilfe dieser neuen microarray-basierten genomweiten Analysen Hinweise auf → Pathways und daran beteiligte

Gene gegeben, die in die Ätiologie von neuropsychiatrischen Erkrankungen wie Autismus involviert sind.

Ergebnisse: Im Folgenden sollen einige Befunde, die aktuell vorliegen, dargestellt werden. Gene, die mit einer erhöhten Wahrscheinlichkeit eine Assoziation mit einem Phänomen aufweisen (Kandidatengene) und zu denen bereits mehrere Befunde vorliegen, werden kurz erläutert: Neuroligin-Gene 3 und 4 (*NLGN3* und *NLGN4*), Neurexin 1 (*NRXN1*), *SHANK3*-Gen und Oxytocin-Rezeptor-Gen (*OXTR*).

Zahlreiche Analysen weisen auf spezifische chromosomale Regionen bzw. → Kandidatengene hin, in denen genetische Varianten bzw. strukturelle Variationen eine genetische Prädisposition für Autismus bewirken können. In neuerer Zeit finden sich Hinweise aus Kopplungsstudien und Berichte über chromosomale Deletionen (Verlust eines Teiles des Erbmaterials) und Mutationen (Veränderungen des Erbgutes), die zu Untersuchungen der Neuroligin-Gene 3 und 4 (*NLGN3* und *NLGN4*) auf dem X-Chromosom sowie dem SHANK3-Gen auf dem Chromosom 22 geführt haben. Neuroligine sind Proteine, die eine wichtige Funktion bei der → Synaptogenese während der Gehirnentwicklung und bei der Signalübertragung von Nervenzellen innehaben. Mutationen in NLGN3 und NLGN4 wurden in zwei betroffenen Familien gefunden. Diese Mutationen verursachen eine Inaktivierung der Neuroligine. Allerdings konnten diese Befunde in Folgeuntersuchungen nicht immer bestätigt werden.

Neurexin ist ein Protein, das in Nervenzellen vorkommt und ebenfalls bei der Entwicklung von Synapsen (→ Synaptogenese) von essentieller Bedeutung ist und mit Neuroligin interagiert. Auch für das Gen Neurexin 1 (*NRXN1*) konnte eine Assoziation mit Autismus gefunden werden. Durch die Identifizierung des Neurexin-Gens rückt eine bestimmte Gruppe von Nervenzellen, die Glutamat-Neuronen, sowie die Gene, die deren Entwicklung steuern, in den Mittelpunkt aktueller Untersuchungen.

Beim *SHANK3*-Gen handelt es sich um ein Gen auf Chromosom 22q13, dessen Protein ein Bindungspartner der Neuroligine ist und die strukturelle Organisation der Dendriten (Fortsätze der Nervenzelle, die der Reizübertragung dienen) reguliert. In einigen Untersuchungen fanden sich aber auch Veränderungen am Chromosom 22q13 oder SHANK3 selbst.

Aktuelle Analysen der Oxytocin- und Oxytocin-Rezeptor-Gene (*OXTR*) implizieren eine entscheidende Rolle des Oxytocins und des

Oxytocin-Rezeptors bei der Regulation sozialer Wahrnehmung und von sozialem Verhalten und somit auch in der Ätiologie von Autismus.

> **Merksatz**
>
> **Oxytocin ist ein Hormon, das eine wichtige Funktion in der Schwangerschaft, der Geburt und Stillperiode hat. Erste tierexperimentelle Studien weisen auf die Schlüsselrolle von Oxytocin bei der Steuerung von sozialem Annäherungs- und Bindungsverhalten hin, sowie auf angst- und stressreduzierende Effekte. In ersten Studien an Menschen konnten diese Befunde bestätigt werden.**

Mehrere genomweite Kopplungsanalysen erzielten signifikante Kopplungsbefunde für Autismus für den chromosomalen Bereich 3p24-26, in dem das Oxytocin-Rezeptor-Gen (OXTR) lokalisiert ist. Erste Assoziationsstudien implizieren die Beteiligung häufiger genetischer Varianten (Single nucleotide polymorphisms, SNPs) im Oxytocin-Rezeptor-Gen OXTR an der Ätiologie von Autismus in verschiedenen ethnischen Gruppen. Die intensive Untersuchung des Oxytocins und des Oxytocin-Rezeptors birgt das Potential für die Entwicklung neuer therapeutischer Strategien in der Behandlung von Autismus. Es hat sich in einigen Studien gezeigt, dass nach Applikation von Oxytocin mittels eines Nasensprays das soziale Verhalten von Menschen mit Autismus kurzfristig verbessert werden konnte. Dennoch steht auch diese Forschung noch am Anfang und es bleibt zu hoffen, dass weitere entsprechende Bemühungen so vielversprechend bleiben.

Bei einigen genetischen Erkrankungen (z. B. Rett Syndrom, siehe Kapitel 1), die häufig mit einer deutlichen Intelligenzminderung einhergehen, beobachtet man ein gehäuftes Vorkommen von autistischen Symptomen. Der Anteil von Menschen mit einer autistischen Störung, bei denen eine spezifische genetische Grunderkrankung festgestellt werden kann, ist gering. In 6–12 % der Fälle von Autismus findet sich ein → monogenetischer Defekt bekannter Ätiologie. Diese Fälle werden als syndromaler Autismus bezeichnet. Zu diesen genetischen Syndromen zählen beispielsweise das Fragile X-Syndrom, Prader-Willi-Syndrom, Tuberöse Sklerose, Smith-Lemli-Opitz-Syndrom, Angelman-Syndrom, Rett-Syndrom, Smith-Magenis-Syndrom und einige seltene andere Störungen.

> **Merksatz**
>
> Es kann zusammengefasst werden, dass trotz intensiver Forschungsbemühungen in den vergangenen Jahrzehnten keine zufriedenstellenden Ergebnisse zur Genetik des Autismus erzielt werden konnten und weiterhin große Anstrengungen auf dem Gebiet der Erforschung der genetischen Grundlagen des Autismus erforderlich sind.

Körperliche Erkrankungen

Es wurde bisher eine Vielzahl von bekannten und gut diagnostizierbaren neurologischen/genetischen Syndromen identifiziert, die überzufällig gehäuft mit Autismus einhergehen: Epilepsie, Tuberöse Sklerose, Fragiles X-Syndrom, Neurofibromatose und unbehandelte Phenylketonurie (siehe auch Kapitel 2). Wie der jeweilige Zusammenhang zwischen diesen Erkrankungen und der autistischen Störung zu verstehen ist, ist jedoch noch nicht geklärt.

Die Rate an Epilepsien bei Personen mit Autismus (ca. 11–39 %, ohne → klinische Anfälle sogar 10–77 %) ist gegenüber der Normalbevölkerung erhöht, wobei Personen mit einer Intelligenzminderung deutlich häufiger von der Kombination Epilepsie/Autismus betroffen sind. Das Auftreten einer Epilepsie kann zum einen im Kleinkindalter liegen, aber ein weiterer Häufigkeitsgipfel liegt in der Adoleszenz (Jugendalter) und im jungen Erwachsenenalter. Es konnte bisher kein spezifisches → EEG-Muster ausgemacht werden, das mit Autismus assoziiert ist. Auch die Art der epileptischen Anfälle oder die Art der Epilepsie ist nicht spezifisch.

Hirnfunktionelle Befunde

Für die strukturellen Besonderheiten der Gehirne autistischer Menschen konnten Abweichungen in verschiedenen Hirnregionen nachgewiesen werden (Abnormitäten des Großhirns und des limbischen Systems; Abnormitäten im Zerebellum und im unteren Olivenkern). Zurzeit wird von vielen Forschern ein Modell unzureichender neuronaler Vernetzung diverser cerebraler Areale als Ursache für Autismus diskutiert. Damit werden autistische Störungen als Hirnfunktionsstörungen angesehen. Studien mit Hilfe von funktionellen Magnetresonanztomographien (fMRT) konnten zeigen, dass Dysfunktionen des frontalen Kortex, der Amygdala, der Basalganglien und des Balkens mit Autismus assoziiert sind. So konnte beispielsweise nachgewiesen werden, dass sich Menschen mit Autismus bei der Erkennung von Gesichtern und Objekten hinsichtlich ihrer Hirnfunktion signifikant von gesunden Probanden unterscheiden: Sie aktivieren während einer Aufgabe zur Erkennung von Gesichtern mit unterschiedlicher emotionaler Qualität jene Strukturen des Temporallappens (Gyrus temporalis inferior rechts), die bei Gesunden für die Erkennung von Objekten zuständig sind, d. h., sie verarbeiten Gesichter wie Objekte.

> **Merksatz**
>
> **Vielfältige neuere Befunde weisen darauf hin, dass das Netzwerk verschiedener Gehirnareale, welches bei sozialen Kognitionen und Emotionen aktiviert wird (das sogenannte „soziale Gehirn", welches frontale, limbische und temporale Strukturen umfasst), bei Menschen mit Autismus nicht in gleichem Maße aktiviert wird, wie bei Menschen ohne eine autistische Störung.**

In diesem Zusammenhang wurden auch Spiegelneurone untersucht. Spiegelneurone bzw. das sogenannte „mirror neuron system" sind Nervenzellen, die bei der Beobachtung einer Bewegung ebenso aktiviert werden, als würde man selbst die entsprechende Bewegung ausführen. Diesen Spiegelneuronen wird eine bedeutsame Rolle bei der Imitation sowie bei der Verarbeitung mimischer Signale zugerechnet. In einigen Bildgebungsstudien konnte eine verminderte Aktivität in den Arealen des Spiegelneuronennetzwerkes beim Imitationsverhalten von Jugendlichen und Erwachsenen mit Autismus nachgewiesen werden.

Biochemische und neuropsychologische Befunde

Die Ergebnisse biochemischer Untersuchungen sind noch nicht eindeutig interpretierbar. Diskutiert werden Veränderungen im → dopaminergen und → serotoninergen System. So weisen beispielsweise einige Untersuchungen auf einen erhöhten Serotoninspiegel in den Blutplättchen hin. Darüber hinaus wurde eine familiäre Häufung dieser Blutspiegelerhöhungen gefunden sowie eine Assoziation von Genvarianten (single nucleotide polymorphism, SNP) des Serotonin-Transportergens mit autistischen Störungen, die allerdings in neueren Publikationen umstritten sind.

Im Bereich der neuropsychologischen Defizite werden folgende Bereiche als psychologische Korrelate autistischer Störungen untersucht: Intelligenzstruktur, Exekutivfunktionen, Störungen der Theory of Mind und schwache zentrale Kohärenz (manchmal auch als Detailaufmerksamkeit oder lokal orientierte Informationsverarbeitung bezeichnet).

Intelligenzstruktur: In Bezug auf die Intelligenzstruktur findet sich im Wechsler Intelligenztest bei Kindern / Jugendlichen mit frühkindlichem Autismus eine Tendenz zu guten Leistungen bei Subskalen zur Messung visuell-räumlicher Fähigkeiten (z. B. Mosaiktest: Nachlegen verschiedener als Bilder vorgegebener Muster mithilfe von neun mehrfarbigen Würfeln mit ein- oder zweifarbigen Flächen) und mechanischer Gedächtnisfunktionen (Allgemeines Wissen) sowie zu unterdurchschnittlichen Leistungen bei Tests mit sozialem Bezug (Allgemeines Verständnis). Bei Kindern / Jugendlichen mit Asperger-Syndrom findet sich häufig eine Diskrepanz zwischen dem Verbal-Intelligenz-Quotienten, welcher deutlich höher ausfällt und dem Handlungs-Intelligenz-Quotienten.

Exekutivfunktionen: Mit der Bezeichnung „Exekutivfunktionen" umschreibt man eine Vielzahl von Vorgängen, die mit Planungsprozessen, Vorausschau und zielgerichtetem, problemorientiertem Handeln verbunden sind. In vielen Untersuchungen konnte gezeigt werden, dass Menschen mit einer autistischen Störung in diesen Bereichen deutliche Defizite zeigen. Sie haben beispielsweise Schwierigkeiten, eine Aufgabe zu beginnen und zu beenden, flexibel zu reagieren, Lösungen kreativ zu finden usw. Derartige Planungsprozesse sind im alltäglichen Leben von großer Bedeutung und ermöglichen uns, zielgerecht zu handeln und Probleme des Alltags konstruktiv zu lösen. Defizite bei derartigen Planungsprozessen stellen oft eine schwerwiegende Beeinträchtigung dar, welche die Betreffenden bei einfachen Vorgängen (z. B. beim Finden eines Weges durch die Stadt, bei der Organisation einer Reise oder beim Kochen einer Mahlzeit) erheblich behindern – was für die Umgebung unverständlich ist, da die betroffenen Menschen ja ganz normal aussehen und keinerlei körperliche Einschränkungen aufweisen. Sie sind aber dennoch erheblich behindert, weil sie einfache und im Alltag notwendige Planungsprozesse nicht vollziehen können.

Theory of Mind: Die Theory of Mind wird als eine fundamental menschliche Fähigkeit angesehen, die unsere Beziehungs- und Bindungsfähigkeit ausmacht.

> **Definition**
>
> Die Fähigkeit, anderen Personen bestimmte Bewusstseinszustände oder Bewusstseinsvorgänge (z. B. Wünsche, Intentionen, Überzeugungen, Meinungen) zuzuschreiben bzw. diese zu erfassen, wird als Theory of Mind bezeichnet, da sie eine Annahme über die Existenz eines gedanklichen Zustandes anderer Personen enthält; hierdurch kann man das Verhalten anderer vorhersagen und erklären.

Dieses Konzept ist jedoch nicht spezifisch für autistische Störungen entwickelt worden. So findet es beispielsweise auch im Zusammenhang mit → ADHS, schizophrenen Störungen und → affektiven Erkrankungen zunehmend Beachtung.

Häufig wird Theory of Mind auch mit Empathie gleichgesetzt. Mit Empathie ist der Prozess der Identifizierung mit einer anderen Person gemeint. Bei der Empathie handelt es sich um eine primär emotionale Reaktion, bei der die Erkenntnis durch die Qualität des mitempfundenen Gefühls vermittelt wird. Um empathisch zu reagieren, muss man sich *nicht* bewusst vorstellen, wie man sich fühlen würde, wenn man anstelle einer Person wäre, die beispielsweise Kummer ausdrückt. Der empathisch mitvollzogene Kummer hat den Charakter eines unmittelbar angetroffenen Gefühls, das durch die Identifikation mit der betroffenen Person miterlebt wird. Die empathisch mitfühlende Person geht dabei von der impliziten Annahme aus, dass die andere Person genauso fühlt, wie er / sie selbst, wäre er / sie in der Situation.

Aktuell definieren zunehmend mehr Autoren Empathie als multidimensionales Konstrukt, das sich aus den Komponenten der kognitiven und der affektiven (emotionalen) Empathie zusammensetzt. Die kognitive Komponente bezieht sich dabei vor allem auf Informationsverarbeitungsprozesse, die uns befähigen, Gefühle, Absichten, Motivationen und Wünsche des Gegenübers zu erkennen, also der Fähigkeit zur Theory of Mind. Die affektive Komponente der Empathie bezeichnet dagegen die angemessene emotionale Antwort eines Beobachters auf den emotionalen Zustand seines Gegenübers.

Während Autismus lange Zeit als generelle Empathiestörung bezeichnet wurde, zwingt der multidimensionale Ansatz (siehe Abbildung 1) zu einer differenzierteren Betrachtung: Als gut gesichert gilt, dass Kinder mit Autismus im Bereich der Theory of Mind oft erheblich beeinträchtigt sind. Menschen mit Autismus zeigen Defizite bei der Bewältigung von Theory-of-Mind–Aufgaben, bei denen die Teilnehmer nach den Absichten, Wünschen oder Überzeugungen von dargestellten

Personen oder Figuren gefragt werden. Sie schreiben den dargestellten Figuren oder auch Symbolen weniger soziale Eigenschaften zu und erkennen in Gesichtern die Emotionen von Menschen schlechter. Neuere Untersuchungen zeigen jedoch, dass eine Beeinträchtigung der affektiven Empathie im Sinne des affektiven „Mitempfindens" bei Autismus weit weniger ausgeprägt ist, als bisher angenommen. Vielmehr häufen sich Hinweise, dass sowohl Kinder als auch Erwachsene mit Autismus sehr wohl affektiv an den Gefühlen anderer Menschen Anteil nehmen, die wahrgenommenen Emotionen jedoch nicht kognitiv einordnen können (siehe unten).

Zentrale Kohärenz: Uta Frith formulierte die Theorie der schwachen zentralen Kohärenz. Diese Theorie besagt, dass Wahrnehmung und Denken bei nicht-autistischen Menschen durch eine zentrale Kohärenz geprägt sind, d.h., Reize werden stets in ihrem Bezugssystem zu anderen Reizen und Informationen gesehen. Menschen, Objekte und Situationen werden unwillkürlich kontextgebunden und im Sinne einer kohärenten Gestalt wahrgenommen. So ergibt sich z.B. der emotionale Ausdruck eines Menschen sowohl aus den relevanten Details (hochgezogene Augenbrauen, offener Mund), als auch aus der Situation, in der dieser Ausdruck gezeigt wird.

Bei Menschen mit autistischen Störungen ist die zentrale Kohärenz in der Regel schwach ausgeprägt. Dies bedeutet, dass sie weniger den Kontext und die Zusammenhänge von Gegenständen und Objekten beachten, sondern ihre Wahrnehmung auf einzelne oder auch isolierte Details richten. Beispielsweise wird in komplexen sozialen Situationen (z.B. auf einem Rummelplatz) einzelnen Details (z.B. ein bunter Luftballon im Hintergrund) mehr Aufmerksamkeit gewidmet, als dem Gesamteindruck der Situation.

Diese Tendenz zur schwachen zentralen Kohärenz ermöglicht es Menschen mit autistischen Störungen, gute Leistungen beim schnellen Auffinden von versteckten Figuren zu zeigen, sowie gute Leistungen im Mosaiktest (siehe oben) und beim Behalten von zufällig aneinander gereihten Wörtern, die nicht in einem besonderen sprachlichen Kontext stehen.

Das gute Abschneiden im Mosaik-Test des Wechsler Intelligenztests ist demnach dadurch zu erklären, dass die autistischen Menschen die optisch geschlossene Reizvorlage visuell segmentieren – was für die Lösung der Aufgabe von Vorteil ist. Obwohl die schwache zentrale Kohärenz bei einigen Aufgaben zur Lösung beitragen kann, stellt sie bei der

Interpretation von sozialen Situationen eine erhebliche Behinderung dar, denn dazu ist eine ganzheitliche, kontextgebundene Wahrnehmung erforderlich.

Störung der Emotionsregulation

Mit dem Begriff „Emotionsregulation" werden alle Prozesse bezeichnet, die der mentalen Verarbeitung emotionaler Zustände dienen. Zur Emotionsregulation gehört sowohl die physiologische Aktivierung, also z. B. erhöhter Herzschlag bei Angst, als auch die Fähigkeit, diese Aktivierung bei sich selbst wahrzunehmen und adäquat interpretieren zu können. Sich seiner emotionalen Reaktionen und sensorischen Empfindlichkeiten bewusst zu sein, und die Fähigkeit, destabilisierende Ereignisse und Situationen zu antizipieren und zu bewältigen, ist ebenfalls Teil der Emotionsregulation. Neuere Befunde weisen darauf hin, dass Menschen mit autistischen Störungen sich hinsichtlich der physiologischen Aktiviertheit (z. B. Herzschlag, Puls und Blutdruck) nicht von Menschen ohne Autismus unterscheiden, jedoch zeigen sie hinsichtlich der kognitiven Aspekte (subjektive Einschätzung der Gefühle) deutliche Defizite. Dies bedeutet, dass sie zwar eine physiologische Reaktion zeigen, wenn sie beispielsweise ein Kind beobachten, das mit dem Fahrrad hingefallen ist, jedoch haben sie Schwierigkeiten ihre eigene erlebte Reaktion kognitiv richtig einzuschätzen und daraus entsprechende Handlungsstrategien abzuleiten, etwa dem Kind zu helfen, es zu fragen, ob es sich verletzt hat. Die Fähigkeit zur Emotionsregulation steht damit in einem engen Zusammenhang mit der Fähigkeit zur Theory of Mind.

Soziale Entwicklung bei Kindern mit und ohne Autismus

Wahrnehmung von Gesichtern: Gesunde Kinder sind von Geburt an dazu prädestiniert, mit anderen Menschen in Beziehung zu treten. Sie sind von Anfang an soziale, interaktive Wesen. Bereits Säuglinge präferieren Gesichter, sie schauen sich Gesichter länger an als irgendwelche Objekte. Diese Präferenz für Gesichter wird im Zusammenhang mit der sozialen Motivation gesehen, d. h. der Motivation, in Interaktion zu treten bzw. diese aufrechtzuerhalten. Aufgrund der Motivation zur Herstellung und Aufrechterhaltung von positiven Beziehungen zu anderen Menschen wird sozialen Reizen, wie beispielsweise Gesichtern, eine hohe Aufmerksamkeit gewidmet.

Es konnte in mehreren Studien gezeigt werden, dass autistische Vorschulkinder Gesichtern weniger Aufmerksamkeit schenken als nicht belebten Objekten. Außerdem unterscheiden sich die elektrophysiologischen Korrelate (gemessen mit → EEG) beim Betrachten von Gesichtern von denen nicht-autistischer Kinder im Alter von 3–4 Jahren (langsamere und geringere Aktivierung der posterior temporalen Elektroden bei den Kindern mit Autismus). Daneben ist eine weitere Beobachtung, dass Kinder mit autistischen Störungen Objekten eine deutliche höhere Aufmerksamkeit schenken als Menschen. Die soziale Motivation ist deutlich reduziert.

Geteilte Aufmerksamkeit: Bei nicht-autistischen Kindern entwickelt sich im Alter von 6–12 Monaten die Fähigkeit zur geteilten Aufmerksamkeit („joint attention"), d. h., die trianguläre Koordination von Aufmerksamkeit zwischen dem Kind, einer anderen Person und einem Gegenstand oder Ereignis. Die geteilte Aufmerksamkeit spielt in der gesamten weiteren Entwicklung eine wesentliche Rolle, insbesondere auch beim sozialen Lernen. Diese Fähigkeit zur geteilten Aufmerksamkeit ist bei Kindern mit Autismus deutlich eingeschränkt und gilt als eines der Frühsymptome des Autismus (siehe auch Kapitel 1 und 6).

Imitation: Säuglinge imitieren schon im Alter von 2–3 Wochen einfache mimische Gesten (z. B. Mund öffnen, Lippen schürzen). Dieses Imitieren ist eine wichtige Voraussetzung für die Sprachentwicklung, aber auch für die Entwicklung der Theory of Mind (siehe oben), denn durch das Imitieren kann – im weiteren Entwicklungsverlauf – die zugrunde liegende emotionale Aussage eines Gesichtsausdruckes erschlossen werden. Es konnte auch nachgewiesen werden, dass 14 Monate alte Kinder einer Person, die sie imitiert, mehr Aufmerksamkeit und Lächeln schenken als anderen Personen. Und bereits 4 Monate alte Säuglinge orientieren sich in unbekannten Situationen durch Blickzuwendung an den Signalen der Mutter und imitieren ihr mimisches Verhalten.

Bei autistischen Kindern ist die Fähigkeit zur Imitation deutlich beeinträchtigt. Probleme in der Fähigkeit zur Imitation unterscheiden autistische Kinder schon im Alter von 2 Jahren von Kindern mit anderen Entwicklungsstörungen. Zahlreiche Studien zum Aspekt der Imitation konnten nachweisen, dass autistische Menschen bei der Imitation deutliche Defizite aufweisen. Die Defizite in der Fähigkeit zur Imitation zählen zu den ersten Auffälligkeiten bei den autistischen Störungen, die auch durch Studien gut belegt sind.

Als verursachender Faktor wird angenommen, dass es zu einem Ausfall oder einer Störung in der Entwicklung des Spiegelneuronennetzwerkes kommt (siehe oben). Dies könnte genetische oder andere endogene Gründe haben, durch Umwelteinflüsse bedingt sein oder durch eine Kombination dieser Faktoren ausgelöst werden. Dabei können alle Bereiche des neuronalen Netzwerkes betroffen sein, oder aber nur einige, wobei ein kompletter Ausfall mit einer verzögerten oder unvollständigen Entwicklung einhergehen könnte.

Ganzheitliche Wahrnehmung: Schon Neugeborene fixieren bei einem Bild in der Regel eine Figur im Vordergrund und betrachten den Hintergrund oder weitere Details kaum. Kleinkinder können Details in einem komplexen Bild kaum ausfindig machen, und auch Grundschülern fällt es noch schwer, Teilfiguren aus dem Zusammenhang herauszulösen und etwa Umkehrfiguren richtig einzuordnen, d.h., sie zeigen eine ganzheitliche Wahrnehmung. Im Alter vom 5. bis zum 7. Lebensjahr gelingt es Kindern zunehmend schneller, ein Detail bei einer komplexen Figur oder einem komplexen Bild herauszufinden.

Bei Kindern und Erwachsenen mit autistischen Störungen ist dagegen die zentrale Kohärenz (siehe oben) in der Regel schwach ausgeprägt. Betroffene Kinder fallen dadurch auf, dass sie eher an Details von Spielzeug Interesse zeigen und mit dem Spielzeug nicht in seiner eigentlichen Funktion spielen.

Wahrnehmung von Emotionen: Schon mit ca. 4 Monaten beginnen Säuglinge, fröhliche von traurigen Gesichtern zu unterscheiden und bis zu ihrem 9. Lebensmonat lernen sie, diesen Gesichtern Stimmen mit entsprechender emotionaler Färbung zuzuordnen. Im Verlauf des 1. Lebensjahres lernen Kinder, die bei anderen Menschen beobachteten Emotionen zunehmend besser zu unterscheiden. Ab dem Alter von 3 Jahren findet sich bis zum Alter von 6 Jahren ein relativ stabiles Verständnis der primären Emotionen (Überraschung, Freude, Ärger, Traurigkeit, Furcht, Ekel). Sekundäre Emotionen (wie Schadenfreude, Scham) werden erst später, zum Teil erst nach Einsetzen der Theory of Mind (siehe oben), erfasst.

Bei Kindern mit autistischen Störungen dagegen ist die Wahrnehmung von Emotionen eingeschränkt. Insbesondere wenn Gefühle nicht eindeutig, sondern eher subtil ausgedrückt werden, bereitet das richtige Erkennen der Emotionen deutliche Schwierigkeiten. Auch orientieren sich Menschen mit autistischen Störungen bei der Wahrnehmung der Emotionen (sowohl der primären als auch sekundären) häufig lediglich an Details (wie beispielsweise ein offener Mund, der dann stereotyp mit Überraschung assoziiert wird) und vernachlässigen den Gesamteindruck. Dies hängt mit der schwachen zentralen Kohärenz (siehe oben) zusammen.

Emotionale Ansteckung, mitfühlende Reaktion: Ab dem Alter von ca. 18 Monaten entwickeln sich bei Kindern empathische Fähigkeiten. Empathie (siehe oben) ist ein Prozess, bei dem das Kind sich mit einer anderen Person identifiziert, deren Gefühlszustand es bei sich selbst wahrnimmt, und annimmt, dass die andere Person genau so empfindet wie es selbst. Kinder im Alter von ca. 12 Monaten, die ein anderes weinendes Kind sehen, fangen selbst zu weinen an, was auch als „emotionale Ansteckung" bezeichnet wird. Diese Reaktion ist für Kinder im 1. Lebensjahr charakteristisch. Im 2. Lebensjahr können Kinder schon ansatzweise einschätzen, welche Bedingungen bestimmten Emotionen vorausgehen, und sie sind auch in der Lage, negativen Emotionen entgegenzuwirken. Sie zeigen „mitfühlende Reaktionen", indem sie beispielsweise jemandem, der weint, ein Spielzeug holen oder vorschlagen, etwas Fröhliches zu tun.

In Bezug auf Kinder in diesen Altersbereichen liegen kaum Studien vor, da die Diagnose einer autistischen Störung ja erst ab einem Alter von 2 Jahren möglich ist und in der Regel erst im Alter von 4–5 Jahren gestellt wird. Jedoch wissen wir von älteren Kindern mit einer autistischen Störung, dass diese deutliche Defizite im Bereich der Empathie aufweisen.

Perspektivenwechsel: Kinder vor dem Alter von etwa dreieinhalb Jahren sind naive Realisten. Sie halten die Weise, wie die Welt ihnen erscheint, unhinterfragt für wahr und für öffentlich. Sie verstehen also nicht, dass ihre Überzeugungen nur Annahmen sind, die einen realen Tatbestand treffen oder auch verfehlen können. Mit der gleichen Selbstverständlichkeit gehen sie davon aus, dass auch andere Personen in der gleichen Realität leben, also das Gleiche wahrnehmen und wissen wie sie selbst. Sie begreifen noch nicht, dass andere zum gleichen Sachverhalt eine andere Meinung haben können. Es gibt für sie also nur eine einzige phänomenale Welt, an der sie und andere gleichermaßen teilhaben.

Zeigt man beispielsweise einem 3-jährigen Kind eine Schachtel, in der auf der Verpackung bunte Schokobonbons abgebildet sind, und fragt man dieses Kind, was wohl in der Schachtel ist, so wird das Kind antworten „Smarties" oder „Schokobonbons". Dann zeigt man dem Kind, was in Wirklichkeit in der Schachtel ist, beispielsweise ein Bleistift, und schließt die Schachtel wieder. Nun wird das Kind gefragt, was denn ein anderes Kind, dass nicht in die Schachtel schauen konnte, wohl glauben (bzw. sagen) wird, was darin sei. Ein 3-jähriges Kind wird aller Voraussicht nach antworten, dass dieses andere Kind sagen wird, es sei ein Bleistift in der Schachtel. Das 3-jährige Kind ist noch nicht in der Lage zu berücksichtigen, dass das andere Kind keine Information über den Inhalt der Schachtel erhalten hat. Es berücksichtigt nicht die Perspektive des anderen Kindes und überprüft seine eigenen Ansichten nicht dahingehend, ob sie richtig oder falsch sind.

Mit dem Einsetzen einer Theory of Mind (siehe oben) im Sinne der Fähigkeit zum Perspektivenwechsel im 4. Lebensjahr ändert sich dies. Die Kinder fangen nun an zu verstehen, dass ihre Bewusstseinsinhalte das Ergebnis von Denkvorgängen und Wahrnehmungen sind. Das naiv für wahr Gehaltene relativiert sich dadurch, wird zur Meinung, zur Ansicht. Diese Meinung kann stimmen oder auch nicht, man kann sich auch täuschen. Parallel zu den Grundfunktionen der Sprache und des Sprechens erwirbt ein gesundes Kind allmählich die Fähigkeit, sich in die Erwartungen und Möglichkeiten der anderen Menschen hinein zu denken und deren Verhalten vorherzusagen.

Kinder mit autistischen Störungen zeigen deutliche Defizite in der Fähigkeit zur Theory of Mind und sind oft nicht in der Lage, entsprechende Aufgaben zu meistern. Allerdings hängt die Fähigkeit zur Theory of Mind auch von anderen Fertigkeiten wie beispielsweise Intelligenz und Sprachfertigkeiten ab. Dennoch konnte gezeigt werden, dass Kinder mit autistischen Störungen im Vergleich zu kognitiv beeinträchtigten Kindern schlechtere Leistungen bei diesen Aufgaben erbrachten.

Spiel: Die Fähigkeit, imaginierte Ereignisse zu produzieren, Objekten, Umgebungen und Personen (einschließlich des Selbst) eine alternative Identität zuzusprechen, ist eine einzigartige menschliche Kompetenz, die ein hohes Maß an kognitiver Flexibilität erfordert. Ihren entwicklungspsychologischen Ursprung hat diese Fähigkeit im sogenannten

So-tun-als-ob-Spiel oder Symbolspiel, welches bei gesunden Kindern im Alter zwischen 19 und 24 Monaten einsetzt. Das Kind beginnt nun Dinge nach seiner Vorstellung zu benutzen. Es ersetzt einen Gegenstand symbolisch durch einen anderen. So nimmt es beispielsweise ein Holzklötzchen als Auto, Stühle als Raumschiff und einen Karton als Boot. Je mehr ein Kind die Sprache beherrscht, desto mehr gewinnt diese im Spiel an Bedeutung. Es kann einen Gegenstand und ganze Handlungen mit Worten ersetzen und erweitert so seinen Handlungsspielraum. Das Kind beginnt Personen und Handlungen nachzuahmen, das Symbolspiel erweitert sich zum Rollenspiel und damit auch zunehmend zum Zusammenspiel mit anderen Kindern. Dabei lernt ein Kind, Situationen nicht mehr nur von seinem Standpunkt aus zu sehen, sondern sich in andere Personen hineinzudenken und einzufühlen. Somit bietet das Rollenspiel eine sehr gute Möglichkeit, soziale Fertigkeiten zu erlernen. In diesen Spielen kann das Kind seine Rolle und Handlung frei gestalten, es kann so eigene Erfahrungen und Erlebnisse verarbeiten. Während im gemeinsamen Rollenspiel zwar ebenfalls Regeln vereinbart werden, an welche die Mitspieler sich halten (z. B. eine Rolle nicht ohne Absprache einfach zu wechseln), interessieren sich Kinder zunehmend für Spiele, bei denen Regeln im Vordergrund stehen, z. B. Fußball, Kartenspiele, Brettspiele, Würfelspiele usw., wie sie auch Erwachsene spielen. Bei den Regelspielen taucht neu die Möglichkeit des Gewinnens und Verlierens auf, was sowohl Freude über Glück und Geschicklichkeit bedeuten kann, als auch Wut und Enttäuschung über eine Niederlage. Kinder haben hier die Chance, mit diesen Gefühlen umgehen zu lernen.

> **Merksatz**
>
> **Beim Spielen lernen Kinder ganz nebenbei, sie erweitern dabei ihre Kompetenzen hinsichtlich ihrer sozial-emotionalen Entwicklung, zum anderen aber auch hinsichtlich ihrer kognitiven Entwicklung.**

Spiel und kindliche Entwicklung im Überblick: Das Spielverhalten entwickelt sich von einer sozialen Isolation hin zur Sozialisation. Zunächst spielt das Kind mit sich selbst und erforscht seinen Körper, es entwickelt ein Verständnis für Wirkungen und Intentionen, es lernt Ursachen und Wirkungen zu begreifen. Im weiteren Verlauf beginnt es, das Spiel Anderer zu beobachten, auf die Annäherungsversuche Anderer einzugehen, an deren Spiel teilzunehmen und die Beeinflussungen durch andere zu akzeptieren. Das gemeinsame Spiel wird komplexer und beinhaltet sowohl kooperative als auch konkurrierende Spielkomponenten. Schließlich ist das Kind in der Lage, Spielhandlungen zu planen und mit dem Spielpartner ausgehandelte kooperative soziale Rollenspiele (z. B. „Vater-Mutter-Kind") zu spielen.

> Merksatz
>
> **Spielen stellt eine zentrale Entwicklungsaufgabe und Entwicklungsmöglichkeit dar, Spielen ist Lebensbewältigung auf spielerische Art.**

Das Kind nimmt seine spätere Entwicklung bzw. seine Entwicklungsmöglichkeiten im Spiel vorweg, indem es in die Rollen anderer Personen hineinschlüpft und deren Motive, Wünsche und Ziele zu verstehen versucht. Es trainiert im Spiel seine Theory of Mind (siehe oben), d. h., es lernt, zwischen der eigenen und der Wahrnehmung Anderer zu unterscheiden und sich in andere Menschen hineinzuversetzen und deren Wünsche, Motive und Gedanken zu erfassen. Gleichzeitig trainiert das Kind im Spiel auch viele Fähigkeiten: logisches Denken, Gedächtnisfunktionen, planerisches Denken und kognitive Flexibilität werden im Spiel gefordert und auch gefördert.

Spielen entwickelt sich in Abhängigkeit vom Alter, genauer: vom kognitiven Entwicklungsstand und vom Sprachentwicklungsstand eines Kindes. Echtes Symbolspiel ist nur bei Kindern, die einen geistigen Entwicklungsstand von mehr als 20 Monaten erreicht haben, zu erwarten. Das gemeinsame Spielen mit anderen Kindern (soziales Spielen) wird erst dadurch möglich, dass ein Kind die Fähigkeit besitzt, sich gemeinsam mit einem Interaktionspartner auf einen Gegenstand (ein Spielzeug, einen Spielrahmen, ein Spielthema) zu beziehen, d. h., soziales Spielen setzt die Fähigkeit zur geteilten Aufmerksamkeit (siehe oben) voraus. Entwicklungspsychologisch etwas später (im Altern von ca. 4–5 Jahren) ist nicht mehr nur der gemeinsame Gegenstandsbezug nötig, sondern auch die sogenannte Metakommunikation, d. h. die Vereinbarung darüber, was gespielt werden soll. Diese Metakommunikation kann nonverbal oder durch explizite sprachliche Vereinbarung („Jetzt spielen wir ...") erfolgen. Die Fähigkeit zur Metakommunikation taucht gewöhnlich erst ab dem Alter von 5 Jahren auf. Diese Form der Metakommunikation braucht, damit sie problemlos funktioniert, zwei sozial kompetente Spielteilnehmer. Bevor es zum koordinierten (also durch Metakommunikation vereinbarten) Sozialspiel kommt, kann man als häufige Form eine Zwischenform zwischen Einzelspiel und Sozialspiel beobachten: das Parallelspiel. Kinder spielen nebeneinander her, häufig hat jedes ein ähnliches Spielzeug, und häufig beobachten sie einander beim Spiel.

Spielverhalten autistischer Kinder: Zusammenfassend kann festgestellt werden, dass autistische Kinder deutliche Beeinträchtigungen im Spielverhalten zeigen. Kinder mit Autismus haben Schwierigkeiten im fließenden, flexiblen und kreativen Symbolspiel. Dies betrifft sowohl die sozialen Komponenten des Spiels: Geteilte Aufmerksamkeit, Theory of Mind, Emotionsregulierung, soziale Kompetenzen usw., als auch die kognitiven Komponenten: Komplexität und Flexibilität, Handlungsplanung etc.

> Merksatz
>
> **Die Probleme autistischer Kinder sind zirkulär, d.h., die Defizite im Spielverhalten führen dazu, dass das autistische Kind auch in der weiteren Entwicklung nicht von den Lerneffekten des Spielens in sozialer, emotionaler und kognitiver Hinsicht profitieren kann, was die Teilnahme am sozialen Leben weiter erschwert.**

Abbildung 2 soll verdeutlichen, dass der „Teufelskreis" (siehe Merksatz), in dem sich autistische Kinder befinden, die sozial-emotionale Entwicklung von Kindern mit Autismus negativ beeinflusst und dazu führt, dass die Entwicklungsverläufe von normalen und autistischen Kindern immer weiter auseinander driften. Durch eine bei gesunden Kindern vorliegende hohe soziale Motivation sowie eine Präferenz für soziale Reize (siehe oben), wird soziales Lernen ermöglicht und vorangetrieben. Dies fördert die sozial-emotionale Entwicklung und damit das soziale Ver-

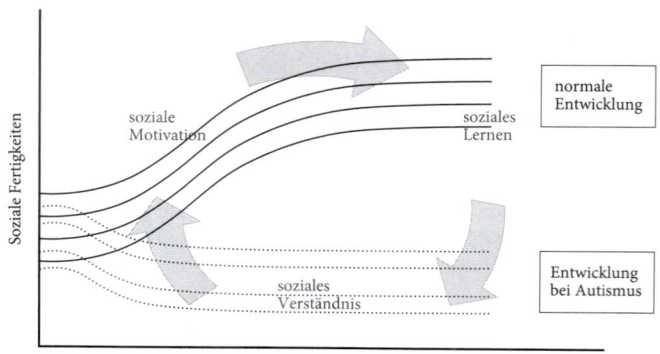

Abbildung 2: Entwicklungsverläufe von autistischen und nicht-autistischen Menschen

ständnis für andere Menschen und sich selbst (im Sinne von Empathie, Theory of Mind usw.). Die dabei gemachten positiven Erfahrungen erhöhen die soziale Motivation, was wiederum zu einem verstärkten sozialen Lernen führt. Bei Menschen mit Autismus liegt eine geringere soziale Motivation vor, dies impliziert ein geringes soziales Lernen und damit auch soziales Verständnis, sodass die Entwicklung im Vergleich zu den Gleichaltrigen auseinanderdriftet.

Literatur

Domes, G. et al. (2008): Autismus und soziale Kognition. Eine Übersicht funktioneller Bildgebungsstudien.
Dziobek, I. & Bölte, S. (2009): Neuropsychologie und funktionelle Bildgebung.
Kaufmann, L. et al. (Hrsg.) (2007): Kognitive Entwicklungsneuropsychologie.
Klauck, S. (2009): Verhaltensgenetik, Molekulargenetik und Tiermodelle.

6

Wie erkennt man Autismus? – Diagnose und Differentialdiagnose

Autistische Störungen können nicht vor dem 18. Lebensmonat diagnostiziert werden, da die ersten Symptome zu unspezifisch sind. Die Diagnose eines Asperger-Syndroms ist meist erst ab einem Alter von vier bis fünf Jahren sicher möglich. Untersucher sollten differenzierte Kenntnisse über die Merkmale einer „unauffälligen, normalen" Entwicklung – insbesondere auch der frühkindlichen Entwicklung – besitzen, um beispielsweise einschätzen zu können, ob die Kontaktfähigkeit, die Sprachentwicklung und die kommunikativen Fähigkeiten eines Kleinkindes als auffällig zu beschreiben sind oder nicht.

Bis heute gibt es keinen biologischen bzw. genetischen → Marker für Autismus, und es existiert auch kein gesicherter, spezifischer neuropsychologischer Test. Zwar liegen mittlerweile hochinteressante Befunde zum Gehirn aufgrund von bildgebenden Verfahren, z.B. mit Magnetresonanz-Tomographie (MRT) vor. So kann man die Vernetzung zwischen frontalen, limbischen und temporalen Strukturen des Gehirns (siehe auch Kapitel 6, Abschnitt „Hirnfunktionelle Befunde") mittlerweile erfassen. Doch trotz dieser interessanten Befunde ist man noch immer weit davon entfernt, aufgrund der Ergebnisse ein biologisch begründetes Testverfahren entwickeln zu können. Nach wie vor wird die Diagnose anhand von folgenden Befunden gestellt:

- beobachtbares Verhalten,
- Angaben der Eltern über die frühkindliche Entwicklung,
- Interpretation von Testergebnissen und
- neuropsychologische Daten.

Forscher und Kliniker sind sich darüber einig, dass eine frühe diagnostische Zuordnung anzustreben ist, um eine frühe Intervention veranlassen und somit den Verlauf der Störung positiv beeinflussen zu können.

In der nachfolgenden Abbildung sind sechs Schritte in der Diagnostik von autistischen Störungen dargestellt.

1. Verdacht	2. Screening	3. Umfassende Untersuchungen
• Eltern • Familienmitglieder • Freunde • Betreuer • Kinderarzt / -ärztin oder andere Fachleute	• Beobachtung • Checklisten • Skalen • Videobeobachtung • Heimvideos	• Klinische Syndrom-Diagnose anhand von standardisierten Verfahren (ADOS-G, ADI-R) • Komorbidität • Neurobiologische Untersuchung • Psychologische Untersuchung • Einbeziehung des Umfeldes
4. Differentialdiagnose	**5. Multiaxiale Diagnostik**	**6. Behandlungsindikation**
• Tiefgreifende Entwicklungsstörungen • Umschriebene Entwicklungsstörung • Andere psychopathologische Störungen • Komorbide körperliche Erkrankungen	• Psychiatrisches Syndrom • Entwicklungsstörungen • Intelligenzniveau • Körperliche Symptomatik • Abnorme psychosoziale Umstände • Globalbeurteilung der psycho-sozialen Anpassung	• Aufklärung und Psychoedukation • Frühförderung • Verhaltenstherapie • Pädagogische Programme • Krisenintervention • Medikation

Abbildung 3: Sechs Schritte in der Diagnostik (und Differentialdiagnosen) von autistischen Störungen modifiziert nach Remschmidt & Kamp-Becker (2006). (ADOS = Diagnostische Beobachtungsskala für autistische Störungen; ADI-R = Diagnostisches Interview für Autismus – Revidiert)

Frühsymptome und Früherkennung

Neuere Untersuchungen zeigen, dass erste Sorgen der Eltern von Kindern, bei denen im Verlauf eine autistische Störung diagnostiziert wird, bereits auftauchen, wenn diese Kinder zwölf bis 18 Monate alt sind. Meist bemerken die Eltern zu diesem Zeitpunkt Verzögerungen in der Entwicklung von sozialen und kommunikativen Fertigkeiten. Leider liegt zwischen dem Auftreten dieser ersten Sorgen und der Diagnosestellung häufig ein langer Zeitraum. Dies gilt insbesondere für

Kinder, bei denen keine Sprachentwicklungsverzögerung vorliegt. In den USA wurde ein durchschnittliches Alter bei Diagnosestellung von 5 Jahren ermittelt, für Mädchen alleine ergab sich ein durchschnittliches Alter von 6 Jahren. Faktoren, die mit einer früheren Diagnosestellung einhergehen, waren: Niedrige Intelligenz, männliches Geschlecht und Rückschritte in der Entwicklung. Bei einem Jungen, der sich nicht altersentsprechend entwickelt und sogar Rückschritte in der Entwicklung zeigt, indem er beispielsweise im Alter von 2 Jahren einige wenige Worte gesprochen hat, im Alter von 3 Jahren jedoch nicht mehr, wird die Diagnose relativ früh gestellt. Autistische Kinder, bei denen keine Intelligenzminderung vorliegt, erhalten die Diagnose erst deutlich später. In einer britischen Studie lag das mittlere Alter von Kindern, bei denen die Diagnose eines Asperger-Syndroms gestellt wurde, bei 11 Jahren. Häufig wurden bei diesen Kindern zuvor andere Störungen diagnostiziert, wie beispielsweise Aufmerksamkeitsstörungen, Störung des Sozialverhaltens, emotionale Störung, häufig bekamen Eltern aber auch die Rückmeldung: „Das wächst sich aus".

Auf der anderen Seite gibt es Studien, die zeigen, dass die Diagnose einer autistischen Störung bereits ab einem Alter von 2 Jahren möglich ist und dass die Diagnose sehr stabil ist. Bei 91 % der Kinder, die in einer holländischen Studie im Alter von 14 Monaten die Diagnose einer autistischen Störung erhalten hatten, bestätigte sich die Diagnose erneut bei der Untersuchung im Alter von 42 Monaten.

Insgesamt zeigen mehrere Studien, dass die → klinische Einschätzung basierend auf einer multidisziplinären Untersuchung, die ein intensives Interview mit den Eltern sowie eine direkte Verhaltensbeobachtung und Untersuchung des Kindes beinhaltet, zu einer zuverlässigen Diagnose führt. Die möglichst frühe Diagnosestellung ist insbesondere deshalb bedeutsam, da einige Studien darauf hinweisen, dass ein früher Beginn von therapeutischen Maßnahmen für deren Erfolg mit entscheidend ist.

Da bis jetzt keine biologischen Marker für autistische Störungen bekannt sind, ist die Beobachtung von Frühsymptomen von hoher Bedeutung, um eine Diagnosestellung in möglichst frühem Alter zu gewährleisten. Die am meisten genannten Auffälligkeiten, die auch zu einer früheren Diagnosestellung führten, sind Verzögerungen in der Sprachentwicklung bzw. deren Ausbleiben und/oder allgemeine Entwicklungsverzögerungen. In Tabelle 5 sind die Ergebnisse zu Frühsymptomen aus den bisherigen Studien, die auch in den entsprechenden → Screening-Verfahren abgefragt werden, zusammengefasst. Diese

Auffälligkeiten werden auch als red flags bezeichnet, deren Auftreten unbedingt zu einer weiteren differenzierten Diagnostik führen sollte. Als absolute Indikatoren für eine weitere Untersuchung werden folgende Auffälligkeiten genannt: Kein Brabbeln mit 12 Monaten, keine Gesten (Zeigen oder Winken usw.) mit 12 Monaten, keine einzelnen gesprochenen Wörter mit 16 Monaten, keine spontanen (also nicht echohaft nachgesprochene) 2-Wort-Sätze mit 24 Monaten sowie *jeder* Verlust jeglicher Sprachfertigkeiten oder sozialen Fertigkeiten.

Tabelle 5: Frühsymptome des Autismus (Tabelle adaptiert nach Filipek et al., 2000; Zwaigenbaum et al. 2009).

Verhaltensbereich	Auffälligkeiten
Sozial-kommunikative Fertigkeiten	Reduzierter Blickkontakt und geteilte (gemeinsame) Aufmerksamkeit
	Auffälligkeiten in der Affektregulation (z. B. wenig positive und mehr negative Affekte)
	Kein sozial-reziprokes Lächeln
	Reduziertes soziales Interesse und geteilte Freude (ohne dabei körperlichen Kontakt aufzunehmen, wie z. B. beim Kitzeln)
	Keine Reaktion auf den Namen
	Auffälligkeiten in der Entwicklung von Gesten (z. B. Zeige-Geste)
	Mangelnde Koordination von verschiedenen Kommunikationskanälen (Blickkontakt, mimischer Gesichtsausdruck, Gesten, Vokalisationen)
Spielverhalten	Reduziertes Imitieren (z. B. spielerisches Nachahmen von Handlungen mit Objekten)
	Exzessive Manipulation / visuelle Exploration von Spielsachen und anderen Objekten
	Repetitive Handlungen mit Spielsachen und anderen Objekten

Sprache und Kognition Verzögerungen oder Ausbleiben oder Auffälligkeiten bezüglich:	<ul><li>kognitive Entwicklung</li><li>Anfänge der Sprachentwicklung / Brabbeln im Sinne von abwechselndem (hin und her) sozialem Brabbeln</li><li>Sprachverständnis und Sprachproduktion (z. B. ungewöhnliche erste Worte oder repetitiver Sprachgebrauch)</li><li>Auffällige Prosodie, Ton der Stimme</li></ul>
Regressionen / Verlust von Fertigkeiten	Verlust von Sprache, Abnahme von sozial-emotionalen Bindungen
Visuelle oder andere sensorische oder motorische Auffälligkeiten	Auffälliges Verfolgen oder Fixieren von Reizen (z. B. Licht) oder ungewöhnliches Betrachten von Objekten
	Unempfindlich oder überempfindlich gegenüber Geräuschen oder anderen sensorischen Reizen
	Geringes Aktivitätsniveau und verzögerte fein- und grobmotorische Entwicklung
Auffälligkeiten in der Selbstregulation	Bezüglich Schlaf, Essen und Aufmerksamkeit

Als ein gut untersuchtes Symptom bei jüngeren Kindern, das als eines der frühesten Anzeichen für das Vorliegen einer autistischen Störung gilt, wird die Fähigkeit zur geteilten Aufmerksamkeit angesehen (siehe auch Kapitel 1 und 5). Zum Aspekt der „geteilten Aufmerksamkeit" liegen einige Studien vor, die zeigen, dass das Ausmaß, in dem ein Kind die Aufmerksamkeit einer anderen Person teilt und / oder sich darum bemüht, diese auf ein Objekt oder Ereignis zu lenken, das Ausmaß der autistischen Symptomatik mitbestimmt. Die reduzierte Fähigkeit zur geteilten Aufmerksamkeit erwies sich auch in der differentialdiagnostischen Abgrenzung zu globalen Entwicklungsverzögerungen und sprachlichen Entwicklungsstörungen als bedeutsam.

In einer Untersuchung wurde der Frage nachgegangen, ob die Diagnose eines Asperger-Syndroms bei sehr jungen Kindern im Altern von 2–3 Jahren überhaupt gestellt werden kann (McChonachie et al.

2005). Die Autoren untersuchten eine Kohorte von 104 Kindern im Alter von 2–3 Jahren, die im Rahmen von anderen Studien untersucht worden waren und bei denen der Verdacht auf das Vorliegen einer autistischen Störung gegeben war. Ein besonderes Augenmerk wurde auf den Entwicklungsverlauf von repetitiven, stereotypen Symptomen gelegt. Von diesen Kindern zeigten nur zehn einen altersgerechten Sprachbeginn (erste Worte bis zum Alter von 24 Monaten) und kognitive Fertigkeiten im Durchschnittsbereich, neun dieser Kinder wurden nachuntersucht. Alle diese neun Kinder zeigten repetitive Verhaltensweisen, die im Entwicklungsverlauf (Nachuntersuchung nach 13 Monaten) vermehrt auftraten. Das frühe Auftreten von repetitiven Verhaltensweisen in Bezug auf den Körper (z. B. stereotype Bewegungen) oder auf Objekte (Drehen der Räder an Spielzeugautos, stereotypes Interesse z. B. an Zügen und nicht angemessenes Spielen damit) bei durchschnittlich begabten Kindern wurde als ein markantes Frühsymptom des Asperger-Syndroms angesehen. Die Verhaltensweisen veränderten sich vom Inhalt her im Laufe der Entwicklung, behielten aber ihren repetitiven, stereotypen Charakter. Die Autoren schließen jedoch aufgrund der in dieser Kohorte insgesamt geringen Anzahl an Kindern, welche die Diagnose Asperger-Syndrom erhielten (lediglich vier erreichten in diesem Alter die erforderlichen → Cut-off-Werte in den diagnostischen Verfahren), dass eine → reliable Diagnose eines Asperger-Syndroms wohl erst im Alter von ca. 4–5 Jahren gestellt werden kann.

Diagnostisches Vorgehen

Für die Diagnostik von autistischen Störungen ist ein multidisziplinäres Vorgehen erforderlich und hilfreich. Die Informationen, die hierbei zusammengetragen werden, stammen aus den Bereichen (Neuro-)Pädiatrie, Kinder- und Jugendpsychiatrie, → klinische Psychologie, Sprachtherapie und Ergotherapie (Behandlung bei motorisch-funktionellen, sensomotorisch-perzeptiven, neuropsychologischen oder neurophysiologischen Störungen). Die notwendigen Diagnoseschritte beinhalten eine ausführliche Entwicklungsanamnese, eine Beschreibung aktueller Verhaltensauffälligkeiten, eine Intelligenz- und Entwicklungsdiagnostik, eine Sprachdiagnostik, eine Erfassung des Interaktions- und Kommunikationsstiles der zu untersuchenden Person und eine internistisch-neurologische Untersuchung. Die gesammelten Informationen müssen dann in eine → klinische Konsensusdiagnose zusammengefasst werden, d. h., die unterschiedlichen Informationen müssen zu einem Urteil integriert werden. Der diagnostische Prozess kann und sollte neben dem klinischen Urteil auch die Anwendung standardisierter Instrumente beinhalten. Der Einbezug von mindestens zwei Klinikern mit fundierter Erfahrung im Bereich Autismus ist dabei meist notwendig. In Tabelle 6 sind die zu untersuchenden Symptombereiche als Übersicht aufgelistet.

Tabelle 6: Symptombereiche des Autismus

Soziale Interaktion	Kommunikation	Begrenzte, repetitive und stereotype Verhaltensweisen, Interessen und Aktivitäten
▪ Auffälliger Blickkontakt ▪ Reduziertes soziales Lächeln ▪ Eingeschränkte Mimik ▪ Kein Phantasiespiel mit Gleichaltrigen ▪ Kontaktverhalten, soziale Motivation auffällig ▪ Reduzierte Theory of Mind / Empathie ▪ Mangel an geteilter Freude / sozio-emotionaler Gegenseitigkeit	▪ Reduzierte Gestik ▪ Auffälliges Spielverhalten ▪ Auffällige Intonation, Sprechweise ▪ Stereotype Sprachäußerungen ▪ Pronominale Umkehr ▪ Echolalien ▪ Neologismen ▪ Wenig wechselseitige Kommunikation	▪ Massive Veränderungsängste, Zwänge und / oder Rituale ▪ Repetitiver Gebrauch von Objekten ▪ Interesse an Teilen von Objekten ▪ Auffällig intensive Interessen, die das Alltagsleben beeinträchtigen ▪ Wortrituale ▪ Manierismen ▪ Sensorische Interessen

Im Folgenden wird das praktische diagnostische Vorgehen einschließlich der → Screening- und → standardisierten Instrumente sowie möglicher medizinischer und apparativer Diagnostik näher erläutert.

Anamnese: Wie bei jeder kinder- und jugendpsychiatrischen Untersuchung ist es vor Diagnosestellung notwendig, eine ausführliche Anamnese mit den Eltern bzw. Hauptbezugspersonen zu erheben. Informationen über Schwangerschaftsverlauf und Geburt, Familie, soziales Umfeld, die Meilensteine der frühkindlichen Entwicklung (bezüglich der motorischen, Sprach- sowie Sauberkeitsentwicklung), über Kindergartenbesuch und die medizinische Vorgeschichte sowie über aktuelle Probleme sind wichtig, um spezifische Risikofaktoren zu eruieren. Das Vorkommen von autistischen Störungen, geistiger Behinderung, neurologischen Erkrankungen und Fehlbildungen in der weiteren Familie (Familienanamnese) ist ebenfalls differenziert zu erfassen.

Screening: Eine Reihe von → Screening-Instrumenten wurde zum Zweck der Identifikation von Kindern mit Autismusrisiko entwickelt. Um dem Trend zur Früherkennung Rechnung tragen zu können, sind die meisten dieser Instrumente für das frühe Kleinkindesalter erstellt worden mit dem Ziel, Kinder mit einer autistischen Störung von gesunden oder geistig behinderten Kindern ohne Autismus klar unterscheiden zu können. Zwar zeigen die bisher eingesetzten Instrumente wie das M-CHAT (Modified Checklist for Autism in Toddlers) (Dumont-Mathieu / Fein 2005), dass es möglich ist, Kinder mit einer autistischen Störung schon ab einem Alter von 18 Monaten zu identifizieren. Allerdings werden Kinder mit einer milderen Symptomatik häufig nicht so früh erfasst und die differentialdiagnostische Abgrenzung zu anderen Störungen ist nicht ausreichend.

Im deutschsprachigen Raum ist in der → klinischen Praxis der Fragebogen zur sozialen Kommunikation (FSK) (Bölte / Poustka 2006) als Screening-Instrument verbreitet. Dieses Verfahren kann ab dem 4. Lebensjahr bzw. einem Entwicklungsalter von mindestens 2 Jahren eingesetzt werden. Ab dem Alter von 6 Jahren kann bei Vorliegen von durchschnittlichen kognitiven Fähigkeiten auch die Marburger Beurteilungsskala zum Asperger-Syndrom (MBAS) (Remschmidt / Kamp-Becker 2006) angewendet werden.

> **Merksatz**
>
> **Screening-Instrumente können nicht die klinische Diagnostik ersetzen. Sie dienen lediglich der Eingrenzung von Risikogruppen und reichen zur Diagnosestellung definitiv nicht aus.**

Standardisierte Diagnostik: Wenn sich aufgrund des → klinischen Eindrucks und / oder der Ergebnisse der Screening-Verfahren der Verdacht auf eine autistische Störung ergibt, sollte eine standardisierte Diagnostik durchgeführt werden. Die Altersgrenze für die Anwendung standardisierter Verfahren liegt bei einem Entwicklungsalter von 18 Monaten. Eine standardisierte Entwicklungs- und/oder Intelligenzdiagnostik im Vorfeld einer möglichen Autismusdiagnose ist unerlässlich. Denn häufig entspricht bei Kindern mit Autismus-Verdacht der klinische Eindruck nicht der objektivierbaren Leistungs- und Funktionsfähigkeit des Kindes. Nach einer allgemeinpsychologischen Entwicklungsdiagnostik von Fähigkeiten und Fertigkeiten und dem kognitiven Niveau des Kindes erfolgt die Anwendung autismusspezifischer standardisierter Instrumente zur Abklärung der diagnostischen Kriterien und Psychopathologie. Im Folgenden soll dieses Vorgehen etwas ausführlicher dargestellt werden.

Entwicklungs- und Intelligenztests: Zunächst wendet man mehrdimensionale Entwicklungs- und Intelligenztests an. Da Menschen mit autistischen Störungen ein sehr heterogenes Leistungsspektrum aufweisen, ist die Ermittlung eines Intelligenzprofils zur Identifikation potentieller Stärken und Schwächen ratsam. Dabei werden unterschiedliche Aspekte der Intelligenz erfasst. Die Ermittlung eines Intelligenzprofils ist deshalb ratsam, da sich in einigen Fällen bei einer insgesamt vorliegenden Intelligenzminderung in einzelnen Skalen (z. B. Mosaik-Test oder Zahlen-Nachsprechen) durchschnittliche oder sogar überdurchschnittliche Leistungen finden, was als „Inselbegabung" bezeichnet wird. Im Folgenden ist beispielhaft eine Auswahl geeigneter Verfahren zur Intelligenz- und Entwicklungsdiagnostik aufgelistet:

- Kinder von 1–24 Monaten: Griffith-Skalen (Brandt/Sticker 2001);
- Entwicklungstest 6 Monate bis 6 Jahre, ET 6–6, (Petermann et al. 2006);
- Nicht-sprechende Kinder von 2 ½–7 Jahren: Snijders-Oomen Nonverbaler Intelligenztest (SON 2 ½–7) (Tellegen et al. 2007};
- Sprechende Kinder ab 3 Jahren: Wechsler Preschool and Primary Scale of Intelligence – III, deutsche Version WPPSI-II (Petermann 2009);
- Kinder- und Jugendliche zwischen 6;0 und 16;11 Jahren: Hamburg-Wechsler-Intelligenztest für Kinder – IV, HAWIK-IV (Petermann/Petermann 2008);
- Erwachsene: Wechsler Intelligenztest für Erwachsene, WIE (von Aster et al. 2006).

Sprachentwicklungstests: Zur Identifizierung einer rezeptiven (das Sprachverständnis betreffende) oder expressiven (das aktive Sprechen betreffende) Sprachstörung, die sowohl in Zusammenhang mit Autismus auftreten kann als auch eine wichtige Differentialdiagnose des Autismus darstellt (siehe unten), ist insbesondere bei Vorschulkindern ein standardisierter Sprachentwicklungstest empfehlenswert. An dieser Stelle sind der Sprachentwicklungstest für 2-jährige und für 3- bis 5-jährige Kinder zu nennen (SETK 2, SETK 3–5) (Grimm 2000, 2001).

Autismusspezifische standardisierte Untersuchungsverfahren: Für die standardisierte Erfassung autismustypischer Symptome hat sich das Diagnostische Interview für Autismus (ADI-R) (Bölte et al. 2006) in Kombination mit der Diagnostischen Beobachtungsskala für Autismus (ADOS) (Rühl et al. 2004) bewährt. Ursprünglich als Forschungsinstrumente konzipiert, haben sich diese Skalen inzwischen zum Standard in der klinischen Autismus-Diagnostik entwickelt.

Bei dem ADI-R handelt es sich um ein spezifisches Anamneseerhebungsverfahren, welches mit den Eltern oder anderen wichtigen Bezugspersonen des Patienten durchgeführt wird. Es handelt sich dabei um einen untersuchergeleiteten, halbstrukturierten Interviewleitfaden zur gesamten Entwicklung von Kindern ab einem Entwicklungsalter von ca. 2 Jahren. Der Leitfaden beinhaltet 93 Items zur frühkindlichen Entwicklung, zur Sprachentwicklung, zu verbalen und non-verbalen kommunikativen Fähigkeiten, Spiel- und sozialem Interaktionsverhalten, stereotypen Interessen und Aktivitäten sowie komorbiden Symptomen. Die Durchführung kann 1 ½ bis 4 Stunden in Anspruch nehmen.

Die diagnostische Beobachtungsskala ADOS stellt ein halbstrukturiertes, standardisiertes Verfahren zur Erfassung der Kommunikation, Interaktion, des Spielverhaltens und der Kreativität des Patienten dar. In Abhängigkeit von Alter und Sprachniveau des jeweiligen Patienten wird eines von vier Modulen ausgewählt, um anhand von gezielt inszenierten spielerischen Elementen, Aktivitäten und Gesprächen die für die Diagnose Autismus relevanten Symptome prüfen zu können. Mit diesem Instrument können jüngere Kinder ohne sprachliche Fähigkeiten (Modul 1 = keine Sprache) oder mit eingeschränktem Wortschatz (Modul 2 = regelmäßige, spontane, kommunikative Verwendung von 3-Wort-Sätzen), aber auch Kinder, Jugendliche und Erwachsene mit guten sprachlichen Fähigkeiten (Modul 3 = fließende Sprache, Kinder / Jugendliche; Modul 4 = fließende Sprache, Jugendliche / Erwachsene) untersucht werden. Die Patienten können über deutlich eingeschränkte bis überdurchschnittliche kognitive Fertigkeiten verfügen. Die beobachteten Verhaltensauffälligkeiten werden auf einer 4-Punkte-Skala kodiert (von 0 = Verhalten bietet keinen Anhaltspunkt für eine Auffälligkeit im beschriebenen Sinne bis 3 = Verhalten ist deutlich abnorm in einer Weise, welche die Untersuchung ernsthaft stört, oder das Verhalten ist so eingeengt, dass die Beurteilung seiner Qualität nicht möglich ist). Eine Auswahl der Kodierungen geht in einen Algorithmus ein (für Modul 3 beispielsweise 11 von 28 Verhaltensbeurteilungen). Zur diagnostischen Einschätzung liegen für die diagnostischen Subgruppen „Autismus" und „Autistisches Spektrum" getrennte → Cut-Off-Werte vor. Sie beziehen sich auf die Verhaltensbereiche „Kommunikation" und „soziale Interaktion" sowie auf einen Summenwert aus beiden Verhaltensbereichen. Repetitive und stereotype Verhaltensaspekte gehen nicht mit in den Cut-Off-Wert ein, da der ADOS lediglich einen Beobachtungszeitraum von 45 bis 60 Minuten abbildet.

Die Beobachtungsskala ADOS bietet zwar eine Standardisierung bezüglich der Durchführung und Kodierung der Verhaltensauffälligkeiten, allerdings kann die Qualität eines ADOS-Urteils mit der Erfahrung des Untersuchers bezüglich autistischer Störungen im Allgemeinen und dem ADOS im Besonderen zusammenhängen. Daher ist ein Anwendertraining für das ADOS vor dem Gebrauch in der Praxis obligatorisch

Körperliche Untersuchung: Die körperlich-neurologische Untersuchung dient dem Ausschluss von Grunderkrankungen, die den Verhaltensweisen des Kindes zugrunde liegen können und möglicherweise behandelbar sind (z. B. Visus- oder Hörstörungen). Des Weiteren kann sie Hinweise auf spezifische genetische Risikofaktoren (z. B. Dysmorphiezeichen) oder das Vorliegen einer Tuberösen Hirnsklerose geben. Bei der neurologischen Untersuchung können grob- und feinmotorische Schwierigkeiten, wie sie häufig bei autistischen Kindern zu beobachten sind, festgestellt werden.

Laboruntersuchung: Zu empfehlen ist in der Diagnostik auch eine humangenetische Untersuchung auf der Basis einer venösen Blutprobe. Vor allem bei gleichzeitigem Vorliegen einer geistigen Behinderung gehören die Chromosomenanalyse und der Ausschluss eines Fragilen-X-Syndroms zu den Standarduntersuchungen. Andere molekulargenetische und zytogenetische Untersuchungen sind bei → klinisch-begründetem Verdacht indiziert, d. h., wenn der Verhaltensphänotyp oder Dysmorphiezeichen dies nahelegen.

Apparative Diagnostik: Ein → EEG sollte dann unbedingt herangezogen werden, wenn es Hinweise für eine Regression zuvor erworbener

Fähigkeiten gibt (sprachliche, motorische) sowie bei auffälligen stereotypen Handlungsfolgen, die nicht sicher der autistischen Symptomatik zugeordnet werden können, oder bei Hinweisen für ein Anfallsleiden. Bei einer Regression ist zum Ausschluss eines Landau-Kleffner-Syndroms (erworbene Aphasie mit Epilepsie bzw. Kombination aus Sprachstörung und Epilepsie) ein Schlafentzugs-EEG indiziert.

Alle Patienten mit einer Sprachentwicklungsverzögerung, auch solche mit autistischen Störungen, sollten pädaudiologisch untersucht werden, um eine eventuell vorliegende Hörstörung auszuschließen bzw. festzustellen. Falls die Durchführung einer subjektiven Audiometrie nicht möglich ist, sind objektive Verfahren in Form akustisch evozierter Potentiale mittels der BERA (Brainstream Evoked Response Audiometry) das Instrument der Wahl.

Literatur

Kamp-Becker, et al. (2010): Diagnostik und Therapie von Autismus-Spektrum-Störungen im Kindesalter.

Bölte, S. (Hrsg.). (2010): Autismus. Spektrum, Ursachen, Diagnostik, Intervention, Perspektiven.

Differentialdiagnosen

Bei dem bisher geschilderten diagnostischen Vorgehen hat die differentialdiagnostische Einschätzung eine hohe Relevanz und darf unter keinen Umständen vernachlässigt werden. Es sind eine Reihe von Störungen in Betracht zu ziehen, die ebenfalls mit Auffälligkeiten im Bereich der sozialen Interaktion und Kommunikation oder mit repetitiven, stereotypen Verhaltensweisen assoziiert sind.

Merksatz

Als Differentialdiagnosen bezeichnet man Erkrankungen / Störungen mit ähnlicher bzw. nahezu identischer Symptomatik, die neben der eigentlichen Verdachtsdiagnose „Autismus" ebenfalls als mögliche Ursachen der geschilderten Symptomatik in Betracht gezogen werden müssen.

In Abbildung 4 sind relevante Differentialdiagnosen und deren Überschneidung mit den autistischen Störungen abgebildet, allerdings erhebt die Darstellung keinen Anspruch auf Vollständigkeit.

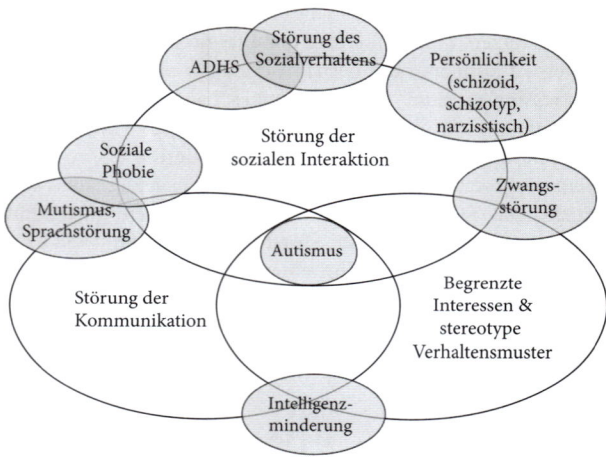

Abbildung 4: Differentialdiagnosen des Autismus

Die Differentialdiagnose zu den Intelligenzminderungen ohne Autismus ist bei genauer Diagnostik lediglich in sehr jungem Alter nicht ganz unproblematisch. Im Allgemeinen zeigen Kinder mit Intelligenzminderung nicht alle erforderlichen Symptome des Autismus. Bei Kindern mit expressiver oder rezeptiver Sprachstörung ist die Qualität des Kontakts anders als bei autistischen Kindern: Kinder mit Sprachstörungen sind meist bemüht, ihre Kommunikationsdefizite durch nonverbale Verhaltensweisen zu kompensieren. Die Abgrenzung zur Schizophrenie erfolgt aufgrund der Anamnese und des Verlaufs. Die Schizophrenie betrifft das Verhalten und Erleben der Betroffenen in einem erheblichen Ausmaß. Die Störung führt zum Auftreten von Wahnerleben, Halluzinationen, Denkstörungen, Kommunikationsstörungen und sozialem Rückzug. Das Haupterkrankungsalter liegt zwischen der Pubertät und dem 35. Lebensjahr, davor bestand eine Phase der weitgehenden Normalität. Menschen mit einer autistischen Störungen zeigen hingegen von frühester Kindheit an Auffälligkeiten, Wahnsymptome oder Halluzinationen kommen bei Autismus nicht vor.

Bei Bindungsstörungen und Deprivationssyndromen spielen schwerwiegende Milieuschäden oder → Deprivationen eine entscheidende Rolle in der Pathogenese. Kinder, die sozial extrem isoliert und/oder vernachlässigt aufwachsen, entwickeln unterschiedliche Symptome.

Sie sind zum Teil extrem aggressiv, sowohl sich selbst als auch anderen gegenüber. Der Kontakt zu Gleichaltrigen ist gestört, darüber hinaus verhalten sie sich sehr ungewöhnlich gegenüber Betreuungspersonen wie Erziehern oder Lehrern: Mal nähern sie sich an, mal vermeiden sie von einem Moment zum anderen jeden Kontakt. In der Regel kommt es jedoch zu einer deutlichen Besserung, wenn die Kinder in eine andere Umgebung gebracht werden und behandelt werden. Bei autistischen Störungen spielen deprivierende oder traumatisierende Erfahrungen in der Pathogenese der Erkrankung keine entscheidende Rolle (siehe Kapitel 5), auch der Verlauf der Störung unterscheidet autistische von Bindungsstörungen.

Bei mutistischen Störungen liegt eine deutliche, emotional bedingte Weigerung bzw. ein Unvermögen vor, in bestimmten Situationen (selektiv) oder überhaupt zu sprechen. Eine grundsätzliche Befähigung zur Sprache liegt vor, jedoch spricht das Kind – meist insbesondere in fremden Situationen – nicht. Mit vertrauten Personen, innerhalb der Familie zeigt das Kind jedoch ein unauffälliges Verhalten. Im Gegensatz zu autistischen Störungen sind die Verhaltensauffälligkeiten damit an bestimmte Situationen gebunden, und es handelt sich nicht um situationsübergreifende Auffälligkeiten. Die Mimik und Gestik dieser Kinder sind deutlich weniger beeinträchtigt als bei autistischen Kindern. Auch liegen meist keine repetitiven, stereotypen Verhaltensauffälligkeiten vor.

Auch bei Angststörungen oder → affektiven Störungen sind die Situationen, in denen ein kontaktgestörtes, ängstliches Verhalten gezeigt wird, selektiv, d. h., es kommen auch viele Situationen vor, in denen ein angemessenes Kontaktverhalten gezeigt wird.

In jüngerer Zeit hat die Diskussion um die differentialdiagnostische Abgrenzung, aber auch um die Gemeinsamkeiten der Störungsbilder Autismus und → ADHS) zugenommen. Die Kernsymptome der ADHS sind: beeinträchtigte Aufmerksamkeit, Überaktivität und Impulsivität. Zwar kommt es *in Folge* dieser Symptome auch zu Interaktionsstörungen, in der Regel werden jedoch nicht alle Kriterien für Autismus erfüllt. Anhand einer ausführlichen und differenzierten Diagnostik in der oben genannten Weise lassen sich die beiden Störungsbilder gut voneinander abgrenzen.

Die differentialdiagnostische Abgrenzung zu den → Persönlichkeitsstörungen bei erwachsenen Menschen mit Verdacht auf eine autistische Störung (meist Verdacht auf Asperger-Syndrom) erfordert umfangreiches klinisches Wissen und Erfahrung. Wenn die geschilderten Symptome erst nach der Pubertät eingetreten sind, sind die diagnostischen

Kriterien für Autismus eindeutig nicht erfüllt. Wichtigstes Instrument sind daher die Anamnese hinsichtlich der frühen Kindheit sowie fremdanamnestische Angaben, z. B. Berichte aus Kindergarten, Schule oder andere diagnostische Untersuchungen. Schwierig kann die differentialdiagnostische Abgrenzung zur schizoiden und schizotypen Persönlichkeitsstörung sein. Bei beiden Störungen ziehen sich Betroffene aus zwischenmenschlichen Beziehungen zurück, sie sind in der Regel Einzelgänger. Menschen mit einer schizoiden Persönlichkeitsstörung zeigen eine emotionale Verflachtheit beziehungsweise Gleichgültigkeit, eine affektive Distanziertheit und eine verminderte Fähigkeit zur Freude. Die schizotype Persönlichkeitsstörung ist gekennzeichnet durch ein „skurriles" Verhalten mit oft bizarren Denkinhalten und einem misstrauischen bis paranoiden Beziehungserleben. Beiden Störungen fehlen die für das Asperger-Syndrom typischen stereotypen Verhaltensweisen und Interessen.

Zusammenfassung: Bei dem geschilderten diagnostischen Vorgehen müssen einerseits die Kernsymptome des Autismus erfasst, aber auch deren differentialdiagnostische Abgrenzung zu anderen Störungen in den Blick genommen werden. Außerdem müssen komorbide Symptome bzw. Störungen (siehe Kapitel 2) im diagnostischen Prozess erfasst, klassifiziert und ebenfalls in der Behandlung berücksichtigt werden. Erschwert wird dieser diagnostische Prozess durch die Tatsache, dass viele komorbide Symptome gleichzeitig auch relevante Differentialdiagnosen darstellen, wie z. B. Aufmerksamkeitsprobleme. Auch eine Intelligenzminderung könnte im Rahmen einer autistischen Störung vorliegen, könnte aber ebenfalls eine Differentialdiagnose darstellen, wenn die Kriterien für Autismus nicht vollständig erfüllt sind. Der → Phänotyp „Autismus" stellt insgesamt ein heterogenes Störungsbild dar, dessen Kernsymptome von einer Vielzahl weiterer Verhaltensauffälligkeiten begleitet werden, welche die Diagnostik erschweren.

> **Merksatz**
>
> **Die Kombination von Verhaltensmerkmalen aus den Kernbereichen – qualitative Störungen der wechselseitigen sozialen Interaktion und Kommunikation sowie stereotyp-repetitive Interessen und Aktivitäten – ist die notwendige Vorraussetzung für die Diagnose Autismus. Die Kombination dieser Auffälligkeiten zeigt sich in der frühen Kindheit und liegt situationsübergreifend vor.**

Der Diagnostiker braucht also unbedingt ein umfangreiches Wissen über sämtliche (kinder- und jugend-) psychiatrischen Störungsbilder sowie über normale Entwicklungsverläufe. Es reicht keinesfalls aus, die vorhandenen Symptome des Autismus zu benennen; vielmehr müssen relevante Differentialdiagnosen untersucht, diskutiert und ausgeschlossen bzw. Komorbiditäten benannt werden.

Literatur

Herpertz-Dahlmann, B. et al. (2008): Entwicklungspsychiatrie: Biopsychologische Grundlagen und die Entwicklung psychischer Störungen..

Ausführliches Fallbeispiel

Im Folgenden soll das diagnostische Vorgehen an einem ausführlichen Fallbeispiel erläutert werden. Alle genannten diagnostischen Schritte werden in dem Fallbeispiel dargestellt.

> In der Klinik für Kinder- und Jugendpsychiatrie wurde Jan im Alter von 5 Jahren und 3 Monaten ambulant vorgestellt. Die durchgeführte Anamnese erbrachte folgendes Bild: Während der Schwangerschaft lagen keine bedeutsamen Komplikationen vor. Die Geburt erfolgte in der 33. Schwangerschaftswoche spontan, ohne weitere Komplikationen. Als Säugling habe Jan viel geschrien, er sei ein sehr unruhiges Kind gewesen. Die motorische Entwicklung wurde als leicht verzögert, die Sprachentwicklung als sehr früh einsetzend (erste Worte mit 12 Monaten, keine Babysprache, erste Sätze mit 15 Monaten) beschrieben. Schon im Kleinkindalter sei den Eltern die hohe Merkfähigkeit von Jan aufgefallen. So habe Jan sich beispielsweise schon mit 2 Jahren verschiedene Automarken merken und diese unterscheiden können, er habe komplette Kinderbuchseiten auswendig rezitieren können. Den Eltern fiel auch auf, dass ihr Sohn kein Interesse an Spielsachen zeigt, er habe vor allem immer nur reden, reden, reden wollen. Mit zweieinhalb Jahren will er lesen und schreiben lernen.
>
> Zweimalig sei der Kindergartenbesuch abgebrochen bzw. der Kindergarten gewechselt worden, weil Jan sich nicht habe eingewöhnen können. Die Mutter habe sehr lange im Kindergarten bei Jan bleiben müssen, danach habe Jan sich nur bei der Erzieherin aufgehalten. Er sei auch hier durch sein ständiges Reden, Fragen, Kommentieren

usw. aufgefallen. Er habe sich von den Erzieherinnen nicht anfassen lassen und habe keinen Kontakt zu anderen Kindern gesucht. Wenn er von anderen Kindern angesprochen worden sei, habe er diese weggeschubst. Der dritte Versuch, im Alter von 4 Jahren und 8 Monaten, ihn in einem Kindergarten einzugewöhnen, sei gelungen. Aber auch hier sei aufgefallen, dass Jan nicht gespielt habe, lediglich unter der strukturierten Anleitung durch Erwachsene oder später durch ältere Kinder, habe er sich an Spielen beteiligen können.

Er interessiere sich vor allem für Bücher, die sich mit Naturwissenschaften und Astronomie beschäftigen. Die Kontaktaufnahme zu anderen Menschen gestalte sich überwiegend über seine Interessen oder über ein stereotypes, immer gleiches Frage-Antwort-Spiel („Wie heißt du? Wo wohnst du? Was arbeitest du? Und warum arbeitest du?") In dieser Weise befrage er manchmal bis zu 15 Leute im Supermarkt oder auch in einem Lokal, wenn die Familie essen gehe. Er zeige auch deutliche Veränderungsängste und weine, wenn beispielsweise der immer gleiche Weg zum Kindergarten, aufgrund einer Baustelle, nicht genommen werden kann. Die Familie sei bereits mehrmals in einer Erziehungsberatungsstelle gewesen und habe gelernt, mit Verhaltensplänen und Verstärkerprogrammen (siehe Kapitel 7) zu arbeiten. Dies sei insofern erfolgreich, als Jan sich jetzt alleine anziehen könne. Jan brauche eine ganz genaue Strukturierung des Tagesablaufs, und es müssten feste Regeln und Zeiten eingehalten werden, die sich im Wesentlichen nach seinen Bedürfnissen richten. Wenn der Vater beispielsweise nach der Arbeit nicht zu der üblichen Zeit nach Hause käme, würde Jan sehr unruhig werden und nur noch Blödsinn machen, wie zum Beispiel Dinge durch die Gegend zu werfen. Werde er zurechtgewiesen, dann weine er nur noch.

Seit dem Besuch des Kindergartens leide Jan auch wieder unter Schlafstörungen. Am Wochenende weine er sehr viel, die Mutter vermutet, dass Jan irritiert sei, weil der geregelte Ablauf der Woche unterbrochen ist.

Es wurde die diagnostische Beobachtungsskala für autistische Störungen (ADOS) mit Jan durchgeführt. Aufgrund des noch sehr jungen Alters und der guten Sprachfertigkeiten wurde Modul 2 angewendet, welches aus 14 Aktivitäten mit 38 Beurteilungen besteht. Die Aktivitäten sind von ihrer Art her spielerisch. Der Schwerpunkt liegt auf dem Einsatz von Spielsachen und anderen konkreten Materialien, die für Kinder, die schon in Sätzen sprechen können, besonders anregend sind und Neugier wecken.

Jan zeigte zu Beginn der Untersuchung ein ängstliches Verhalten, blieb bei seiner Mutter und weigerte sich, alleine mit zur Untersuchung zu kommen. Daher wurde die Mutter gebeten, mit in das Untersuchungszimmer zu gehen. Durch das anregende Spielmaterial konnte Jan dann zur Mitarbeit motiviert werden. Seine Stimmung blieb jedoch sehr wechselhaft, immer wieder fing er ohne ersichtlichen Grund an zu jammern.

Sein Interesse bezog sich ausschließlich auf die Funktion der Dinge, ein gemeinsames Spiel entstand nicht. Auf ein Rufen seines Namens reagierte Jan ebenfalls stereotyp mit einer „Warum"-Frage, ohne hierbei Blickkontakt aufzunehmen. Erst beim 3. Versuch schaute er zur Untersucherin auf.

Bei der Aufforderung, mit alterstypischem Spielmaterial alleine zu spielen, sortierte Jan die dargebotenen Materialien nach ihrer Funktion, zeigte jedoch kein altersgerechtes „Symbol-Spiel" (siehe Kapitel 5). Die Anregungen der Untersucherin beobachtete er zunächst und ging dann lediglich verbal darauf ein, ohne eigene Spielhandlungen auszuführen.

Eine Konversation im eigentlichen Sinne kam nicht zustande, zwar stellte Jan unablässig Fragen, knüpfte aber nicht an die Äußerungen der Untersucherin an und nahm kaum Bezug auf das von ihr Gesagte. Ein gegenseitiger, von seiner Seite altersgerechter Austausch war nicht möglich. Häufig kreisten seine verbalen Äußerungen um sein aktuelles Lieblingsthema „Rasenmäher".

Bei einem Symbolspiel, bei dem er demonstrieren sollte, wie er sich die Zähne putzt, reagierte er ungehalten und sagte: „Aber was sagst du denn, da ist doch kein Waschbecken, da ist doch ein Tisch." Auf die Aufforderung zu demonstrieren, wie er sich die Hände wasche, rieb er kurz die Hände aneinander, ohne den Handlungsablauf weiter mit Gesten darzustellen.

Beim Betrachten eines Bilderbuchs und eines Bildes wurde deutlich, dass Jan eher an Details interessiert ist. Er benennt viele kleine Details des Bildes ohne auf die Gesamtsituation Bezug zu nehmen. Eine zusammenhängende Geschichte kann er nicht wiedergeben. Assoziativ nimmt er wieder Bezug auf das Thema „Rasenmäher" und stellt hierzu Fragen („Haben die auch einen Rasenmäher?" „Ist hier schon gemäht worden?").

Eine Reaktion auf den Versuch der Untersucherin, im ADOS die Aufmerksamkeit zu lenken, gelingt, Jan folgt dem Blick der Untersucherin und zeigt Interesse an dem Objekt. Allerdings stellt er von sich aus kaum gemeinsam geteilte Aufmerksamkeit (siehe Kapitel 1 und 5) her. Während einer kurzen freien Spielphase sucht Jan immer wieder Kontakt zur Untersucherin, indem er Fragen stellt. Er ist nicht in der Lage, sich alleine zu beschäftigen. Im Spiel „Geburtstagsfeier für die Puppe" kann er den Handlungsablauf einer Geburtstagsfeier mitmachen, er füttert die Puppe und legt sie schlafen, allerdings braucht er hierzu eindeutige Aufforderungen durch die Untersucherin. Einen dargebotenen Snack nimmt er gerne an und bittet um einen weiteren, ohne dabei Blickkontakt aufzunehmen.

Insgesamt zeigt Jan zwar eine eher fortgeschrittene Sprachentwicklung, die jedoch von stereotypen Sprachäußerungen begleitet ist. → Echolalien waren nicht zu beobachten. Die Intonation erschien deutlich auffällig im Sinne einer gleichbleibenden Sprachmelodie. Er deutete während der Untersuchung nicht auf entfernte Objekte und zeigte wenig Gestik. Der Blickkontakt war zwar zwischenzeitlich durchaus vorhanden, erschien jedoch wenig sozial moduliert. Das heißt, Jan benutzt den Blickkontakt nicht, um die soziale Interaktion zu steuern, indem er beispielsweise seine Fragen mit Blickkontakt begleitet und so beobachtet, ob sein Gegenüber auch aufmerksam zuhört. Jan zeigte kaum Freude an der Interaktion, der mimische Ausdruck erschien eingeschränkt. Insgesamt waren während der ca. 45 Minuten dauernden Verhaltensbeobachtung die Qualität der sozialen Annäherungen sowie das Ausmaß der → reziproken sozialen Kommunikation eingeschränkt. Der → Cut-Off-Wert für das Vorliegen einer autistischen Spektrumsstörung wurde erreicht.

Mit den Eltern wurde das diagnostische Interview für Autismus (ADI-R) durchgeführt. Jan erreichte hier im Bereich der qualitativen Auffälligkeiten der → reziproken sozialen Interaktion einen Wert, der deutlich über dem → Cut-Off-Wert liegt. Im Bereich der qualitativen Auffälligkeiten der Kommunikation erreichte er einen Wert, der auf dem Cut-Off-Wert liegt. Der Wert im Bereich des repetitiven, restriktiven und stereotypen Verhaltens lag deutlich über Cut-Off. Der Störungsbeginn lag um das 3. Lebensjahr.

Bei einer durchgeführten Leistungsdiagnostik mit dem WPPSI-III (siehe oben) zeigte Jan ein durchschnittliches Ergebnis. Der Verbal-Intelligenz-Quotient war mit 103 als durchschnittlich einzustufen, der Handlungs-Intelligenz-Quotient und die Verarbeitungsgeschwindigkeit lagen mit 84 bzw. 88 im unteren Durchschnittsbereich, in der allgemeinen Sprachskala erzielte Jan einen überdurchschnittlichen Wert von 120.

Bei der körperlich-neurologischen Untersuchung ergab sich ein auffälliger Befund hinsichtlich der Grobmotorik, ansonsten zeigten sich keinerlei Auffälligkeiten.

Differentialdiagnostisch wurde die Diagnose einer ADHS sowie einer emotionalen Störung in Betracht gezogen. Die o.g. Befunde konnten durch diese Diagnosen jedoch nicht ausreichend erklärt werden. Es wurden daher die Diagnose eines Asperger-Syndroms, sowie der Verdacht auf das Vorliegen einer komorbiden ADHS gestellt.

Kann Autismus behandelt werden? – Therapie

Die Therapie von autistischen Störungen sollte möglichst früh (Vorschulalter) beginnen und intensiv durchgeführt werden. Die Therapieinhalte umfassen den Aufbau von angemessenen Verhaltensweisen, den Abbau unangemessenen Verhaltens, die Förderung von Schlüsselfähigkeiten der sozialen Wahrnehmung, von Motivation und von sozial-kognitiven und kommunikativen Kompetenzen, von Selbstmanagement (Selbstkontrolle, Emotionskontrolle, Identität) und lebenspraktischen Fertigkeiten. Wesentliches Augenmerk sollte insbesondere in der Kindheit (und auch Jugend) auf die Unterstützung der Eltern-Kind-Interaktion und auf das gesamte Lebensumfeld des Betroffenen gelegt werden.
Medikamentös lässt sich die Kernproblematik autistischer Störungen nicht beheben, Begleitstörungen sind jedoch beeinflussbar.

Nachdem eine autistische Störung diagnostiziert wurde und nach einer ausführlichen Aufklärung der Eltern über das Störungsbild, steht der Wunsch der Eltern, Lehrer, Erzieher usw. nach effektiven Behandlungsmöglichkeiten der Störung im Vordergrund. Nun beginnt die mühsame Suche nach Entlastungs-, Betreuungs- und Therapiemöglichkeiten, bei der eine fachliche Beratung der Eltern unbedingt notwendig ist. Es existiert (weltweit) ein breites Angebot an verschiedensten therapeutischen Ansätzen, die den Eltern teilweise „Wunder", „Heilung" oder „ein normales Funktionsniveau" mit „normalem Schulbesuch" und „normalem Intelligenzquotienten" versprechen, die „wissenschaftlich nachgewiesene" Methoden anpreisen (ohne dass klar ist, was genau hiermit gemeint ist) und die von theorie- und evidenzlosen Ansätzen bis zu hoch strukturierenden, theoriegeleiteten und empirisch untersuchten Verfahren reichen. (Als evidenzbasierte Interventionen / Methoden werden solche bezeichnet, für die aktuell ausreichend empirische Hinweise der Wirksamkeit vorliegen.)

> **Merksatz**
>
> **Aufgrund der vermutlich genetisch bedingten hirnorganischen, jedoch bis heute noch nicht eindeutig benennbaren Ursachen autistischer Störungen sind bisher keine kausalen Behandlungsansätze vorhanden. Das heißt, die Störung ist bis heute ursächlich nicht behandelbar.**

Ziele einer angemessenen Intervention sollten sein:

- Minderung oder Modifikation der Symptomatik,
- Abbau störender und den Betroffenen in seiner Entwicklung beeinträchtigender Verhaltenweisen,
- Aufbau konstruktiven, adaptiven Verhaltens unter Berücksichtigung angemessener Bewältigungsstrategien,
- Einbeziehung der Familie und des sozialen Umfeldes in alle Behandlungsmaßnahmen.

Ziel einer wie auch immer gearteten Intervention kann nur die Abschwächung der Symptome und der Auf- und Ausbau von Fähigkeiten sein, um den Betroffenen ein so weit wie möglich eigenständiges Leben mit größtmöglicher sozialer Integration und Lebenszufriedenheit zu ermöglichen.

Im Folgenden werden einige relevante Interventionsmethoden kurz beschrieben, der Schwerpunkt liegt auf der Einschätzung der Evidenz dieser Methoden nach dem neuesten Forschungsstand. Die Darstellung ist keinesfalls vollständig und bezieht sich auf die in Deutschland gängigen Interventionen.

Psychoedukative Maßnahmen

Jede Therapie, jede Förderung muss eingebettet sein in ein Akzeptieren des Menschen mit Autismus als einmalige Persönlichkeit, ein Wissen um die entwicklungspsychologischen und -pathologischen Zusammenhänge sowie in ein therapeutisches und pädagogisches Gesamtkonzept. Aufklärung über das Störungsbild und die damit assoziierten Beeinträchtigungen und Besonderheiten in der Betreuung ist außerordentlich zentral für alle beteiligten Personen: für den Betroffenen selbst (soweit dieser dies kognitiv verarbeiten kann), dessen Eltern und Geschwister sowie weitere Verwandte, die Kindergartenerzieher, später die

Lehrer und evtl. auch für die Mitschüler, Vorgesetzten und Arbeitskollegen sowie andere Personen, die im Alltag des Betroffenen eine Rolle spielen.

> **Definition**
> Unter Psychoedukation versteht man eine informierende und beratende Intervention mit dem Ziel, aufseiten des Patienten, seiner Angehörigen und seiner weiteren Umgebung, Verständnis und Einsicht in die Ursachen, Umstände und Konsequenzen der Störung herzustellen, um allein damit Entlastung und einen konstruktiveren Umgang mit dem Verhaltensproblem zu erreichen.

Verhaltenstherapeutische Methoden

Nach ausführlicher Verhaltens- und Problemanalyse wird ein individuell angepasster Interventionsplan entworfen, der sowohl den Betroffenen, die Eltern und Geschwister und das weitere Umfeld impliziert. Daneben kommen bei Betroffenen, die über entsprechende kognitive Fähigkeiten verfügen, auch Interventionen zur Anwendung, die dem Erfassen, Trainieren und Umstrukturieren von Kognitionen (also Gedanken, Einstellungen, Meinungen, Wünsche, Absichten) dienen. Der Fokus liegt auf folgenden Punkten:

- Aufbau von neuen Verhaltensweisen und Abbau von unerwünschtem Verhalten,
- Motivationsförderung,
- Training bzgl. der Unterscheidung zwischen wichtigen und unwichtigen Dingen (Diskriminationstraining), insbesondere in sozialen Zusammenhängen,
- Training sozialer und kommunikativer Fähigkeiten,
- Methoden zur Emotionsregulation, z. B. Angstbewältigung,
- Generelle sowie spezifische (bzgl. besonderer, individuell kritischer Situationen) Problemlösestrategien im Sinne von → Coping-Strategien,
- Selbstmanagement, Self-Monitoring (Analyse und Organisation der eigenen Denkprozesse, der Emotionen und Verhaltensweisen), Training der Selbstkontrolle,
- Generalisierungsfähigkeit (Fähigkeit, ein gelerntes Verhalten auch in anderen Situationen und Kontexten als den gelernten zu zeigen),

- Förderung der lebenspraktischen Fähigkeiten (z. B. persönliche Hygiene, hauswirtschaftliche Fähigkeiten, Verhalten im Straßenverkehr, Umgang mit Telefon und Geld usw.).

Bei den Interventionen können sämtliche lerntheoretischen Methoden vom operanten Konditionieren (Belohnungslernen), unter Nutzung von Verstärkern (z. B. materielle wie Süßigkeiten oder soziale wie Lob) über Prompting (Hilfestellung geben), Shaping (Verhaltensformung durch schrittweises Vorgehen) und Fading (schrittweise Rücknahme von Hilfestellungen) bis zu Imitation und Modelllernen zum Einsatz kommen.

Ebenso relevant sind die Methoden der kognitiven Verhaltenstherapie (beispielsweise systematische Desensibilisierung, kognitives Umstrukturieren, Training sozialer Kompetenzen usw.). Einen zentralen Stellenwert in der Therapie autistischer Menschen hat dabei die Förderung der emotionalen, sozialen und kommunikativen Fertigkeiten.

Schwierig bei der verhaltenstherapeutischen Behandlung von Menschen mit Autismus ist das meist nur geringe Bedürfnis nach sozialen Verstärkern (z. B. Lob, Freude und Stolz der Bezugspersonen o. Ä.). Daher liegt besonders bei Kindern und zu Beginn der Therapie der Schwerpunkt auch auf materiellen, primären Verstärkern (z. B. kleine Süßigkeiten), die jedoch, wenn möglich, im Laufe der Zeit von sozialen bzw. Handlungsverstärkern abgelöst werden sollten. Wichtig ist dabei, dass das Kind/der Jugendliche die Belohnung auch tatsächlich als solche erlebt. Dies bedeutet, dass z. B. auch stereotype Interessen oder Verhaltensweisen (z. B. das Drehen eines Kreisels) oder begehrte Objekte (z. B. Murmeln, bestimmte Spielsachen) als Verstärker eingesetzt werden sollten. Das bedeutet z. B., dass Handlungen, die das Kind sehr gerne macht, die aber eigentlich reduziert werden sollen, zu Beginn der Intervention nur dann erlaubt und eingesetzt werden, um angemessenes Verhalten (z. B. sich selbst anzuziehen oder Hausarbeiten zu machen) zu verstärken. Diese positiven Verstärker werden zu Beginn zeitlich unmittelbar nach dem Auftreten des gewünschten Verhaltens und kontinuierlich eingesetzt, mit der Zeit dann zeitlich verzögert und intermittierend. Auch Verstärkerverträge und Verstärkersysteme bei denen mit Token (= sekundäre Verstärker wie z. B. Münzen oder Murmeln (System), die gegen eine vereinbarte Belohnung (Vertrag) eingetauscht werden können) können bei Kindern/Jugendlichen mit Autismus zur Anwendung kommen. Ein wichtiger Teil der verhaltenstherapeutischen Intervention ist auch, dass die Umgebung lernt, dysfunktionales Verhalten nicht mehr (unabsichtlich) zu verstärken, damit die Wahrscheinlichkeit solchen Verhaltens abnimmt (Löschung). Ein solches Muster liegt etwa dann vor, wenn die Umgebung in der Vergangenheit versucht hat, dysfunktionales Verhalten des Kindes durch Verstärker zu beenden (z. B.: Das Kind erhält Süßigkeiten, wenn es tobt, damit es sich beruhigen soll).

In dem nachfolgenden Beispiel sollen die genannten Interventionsmethoden kurz illustriert werden, wohl wissend dass es im Alltag nicht immer so „idealtypisch" abläuft.

> Der 6-jährige Leon soll lernen, sich selbst anzuziehen. Hierzu wird das gewünschte Zielverhalten in kleine Handlungsschritte aufgeteilt (Shaping) und die Handlungskette dann rückwärts geübt, d. h., zunächst soll Leon den letzten Schritt (Hausschuhe anziehen) der Handlungskette lernen. Hierzu werden die Schuhe vor das Kind gestellt, und das Kind erhält eine klare, eindeutige verbale Anweisung (Prompting); wenn notwendig werden die Füße des Kindes geführt (physischer Prompt). Das gewünschte Verhalten wird sofort und unmittelbar verstärkt (z. B. durch einen primären Verstärker wie eine Süßigkeit). Die gegebenen Hilfen werden dann nach und nach zurückgenommen (Fading) und sobald der letzte Handlungsschritt klappt, wird mit dem vorherigen (z. B. Hose anziehen) weitergemacht. Dabei ignoriert die Mutter (Löschung) während dieses Handlungsablaufes leichtes, unangemessenes Verhalten (z. B. Schimpfen), das heißt, sie schenkt diesem keine Aufmerksamkeit. Im Verlauf, der zeitlich sehr unterschiedlich ausfallen kann, werden so die einzelnen Handlungsschritte zusammengefügt, und nur noch das gesamte gewünschte Zielverhalten (selbständig anziehen) wird positiv verstärkt. Danach wird dieses Verhalten mit anderen erlernten Verhaltensweisen (z. B. Zähne putzen) verbunden, und in einem Verstärkerplan mit Token wird das selbständige morgendliche Fertigmachen (waschen, Zähne putzen, anziehen, Schulsachen zusammenpacken) insgesamt schrittweise eingeübt und gefördert.

In Tabelle 7 sind die relevanten Interventionstechniken nochmals aufgeführt. Auf eine allgemeine und grundlegende Beschreibung der einzelnen Verfahren wird hier nicht eingegangen, diese findet sich in gängigen Lehrbüchern zur Verhaltenstherapie (siehe Literaturempfehlung unten).

Tabelle 7: Übersicht über relevante therapeutische Interventionstechniken

Techniken der Stimuluskontrolle	Techniken der Konsequenzkontrolle	Techniken des Modelllernens
▪ Systematische Desensibilisierung (in sensu, in vivo) ▪ Graduierte Löschung ▪ Exposition (mit Vorsicht und Bedacht) und ▪ Reaktionsverhinderung ▪ Angstbewältigungstraining	▪ Reaktionskontingente Verstärkung ▪ Operante Löschung ▪ Kontingenzmanagement ▪ Token-Systeme ▪ Verstärker-Entzug / Response-cost ▪ Time-out	▪ Modelllernen in vivo ▪ Verdecktes Modelllernen ▪ Darbietung symbolischer Modelle (z. B. im Spiel) ▪ Entwicklungsorientiertes Spiel
Techniken der Selbstkontrolle	**Kognitive Verfahren**	**Körperorientierte Verfahren**
▪ Selbstbeobachtung ▪ Stimuluskontrolle ▪ Kontingenzkontrolle ▪ Aufstellen von Verträgen ▪ Selbstmanagement-Techniken	▪ Entwicklungsorientiertes Spiel ▪ Rollenspielmethoden ▪ Verdecktes Konditionieren ▪ Training in Problemlösen ▪ Training sozialer und kommunikativer Kompetenz ▪ Selbstinstruktionstraining ▪ Stressimpfungstraining ▪ Strategien der Umattribuierung	▪ Entwicklungsorientiertes Spiel ▪ Ergotherapie ▪ Physiotherapie ▪ Motopädische Ansätze ▪ Psychomotorik ▪ Entspannungstechniken

Im Folgenden sollen einige spezifische verhaltenstherapeutische Therapieansätze sowie auch deren Evidenz erläutert werden.

Applied Behavioral Analysis (ABA): Hierbei handelt es sich um früh beginnende, verhaltensanalytische Interventionen. Als wesentliche Merkmale des von Lovaas entwickelten Therapieansatzes sind hervorzuheben: Orientierung an verhaltenstherapeutischen Methoden, d.h. lerntheoretisch basierte Techniken der Verhaltensmodifikation; Konzept der frühen (möglichst noch vor dem dritten Lebensjahr) und intensiven (zwischen 15 und 40 Stunden pro Woche über mehrere Monate oder Jahre) verhaltensorientierten Behandlung im häuslichen Bereich und unter enger Einbeziehung der Eltern. Wichtige Therapieziele sind die Verbesserung von Sprachvorausläufer-Fähigkeiten (Aufmerksamkeit, Imitation), kommunikativen und sozialen Fähigkeiten sowie die Integration in eine schulische Einrichtung. Die dominierende Behandlungsmethode ist das Diskrete Lernformat. Hierbei erfolgt die Unterweisung des Kindes in einer Aufeinanderfolge von klar strukturierten und unterscheidbaren (diskreten) Lernschritten (siehe oben, das Fallbeispiel). Das ursprüngliche Programm nach Lovaas wird typischerweise durch geschultes Personal mit großem, zeitintensivem Aufwand im häuslichen Umfeld als Frühförderprogramm durchgeführt. Auch ist ein intensives Elterntraining in diesen Techniken notwendig. Ob es tatsächlich einer solch zeitintensiven Intervention bedarf, ist allerdings umstritten.

Für den ABA-Ansatz im Speziellen sowie für früh beginnende intensive verhaltenstherapeutische Ansätze (unter dem Begriff Early Intensive Behavioral Interventions (EIBI) zusammengefasst) liegen mittlerweile viele Studien und auch → Metaanalysen vor, die auf eine gute Evidenz hinweisen. Nachteile dieser Ansätze sind der große zeitliche Aufwand und die hohen Kosten.

TEACCH: Das TEACCH-Programm (Treatment and Education of Autistic and related Communication-handicapped Children) ist ein umfassendes Programm mit kombinierten pädagogischen und verhaltenstherapeutischen Maßnahmen. Es versteht sich als Ansatz des strukturierten Lehrens und Lernens für Menschen mit schwerwiegenden Problemen in den Bereichen Wahrnehmung, Kommunikation und Interaktion. TEACCH ist somit keine Therapiemethode, sondern ein Rahmengerüst zur Förderung und Erziehung von autistischen Menschen. Das Ziel ist, eine möglichst individuell angepasste Umgebung zu schaffen, mit einem möglichst hohen Grad an Strukturierung und möglichst wenigen störenden Einflüssen. Dadurch sollen die Stärken und Schwächen des Betroffenen in Einklang miteinander gebracht werden. Die Kernpunkte des Programms umfassen zum einen die Förderung des Menschen mit einer autistischen Störung in seiner Entwicklung durch spezielle Lern- und Übungsangebote. Zum anderen wird das Umfeld der autistischen Menschen so strukturiert, dass die bestehenden Schwierigkeiten darin aufgefangen werden können und sie ideale Bedingungen zum Lernen vorfinden. Dies erfolgt z. B. durch:

- Organisation der materiellen Umgebung (z. B. einen Raum klar strukturieren und übersichtlich gestalten, sodass er dem Kind durch seine Gestaltung Aktivitäten oder Funktionen eindeutig vermittelt; dazu gehört etwa Reizreduzierung, durch das Einrichten verschiedener Tische für verschiedene Aktivitäten, den Arbeitsbereich eines Tisches farblich zu markieren, an dem das Kind arbeiten darf, um Grenzen zu den Arbeitsbereichen anderer Kinder sichtbar zu machen),
- Aufstellen von Plänen und Arbeitssystemen,
- Aufgliederung komplexer Handlungen in überschaubare Teilschritte, Formulierung klarer und eindeutiger Instruktionen und Erwartungen,
- Visualisierung von Abläufen (z. B. einen Tagesplan mit Bildern verdeutlichen, komplexere Handlungsschritte durch Bilderserien in einzelne Schritte zerlegen).

Dabei arbeitet TEACCH (in sehr enger Kooperation mit den Eltern) mit Verfahren der lerntheoretischen Verhaltensmodifikation. Die Zielgruppe des Programms sind autistische Menschen aller Altersstufen und Funktionsniveaus.

Zur Evidenz des TEACCH-Ansatzes liegen nur wenige Studien vor, da es sich nicht um ein standardisiertes Verfahren im engeren Sinne handelt, sondern um ein individualisiertes Vorgehen. Dennoch gibt es einige Untersuchungen, welche die Wirksamkeit des Ansatzes aufzeigen. Fortschritte wurden bei den untersuchten Kindern vor allem in den Bereichen „Selbständigkeit", „soziale Fähigkeiten" und „funktionelle Kommunikation" erreicht sowie eine Reduktion von Verhaltensauffälligkeiten.

Elternberatung und -training: Eltern kommt in der Behandlung ihrer Kinder eine zentrale Rolle als „Kotherapeuten" und „Mediatoren" zu. Sie sollten als aktive und informierte Partner der Therapeuten bei der Behandlung ihres Kindes mitwirken. Aufgrund der Vielschichtigkeit der Symptomatik, der Schwierigkeiten in der Fähigkeit zur Generalisierung und der Notwendigkeit einer umfassenden Entwicklungsförderung ergibt sich eine zentrale Rolle der Eltern für den Behandlungserfolg.

Es ist empirisch hinreichend belegt, dass Eltern autistischer Kinder hoch und dauerhaft belastet sind. Daraus entsteht häufig das Bedürfnis nach professioneller Unterstützung der Familie. Elterntraining und Elternberatung stellen zentrale Formen der Familienintervention dar. Elterntrainings erstrecken sich dabei auf folgende Ziele:

- Aufklärung über das Störungsbild,
- kognitive, auch emotionale Auseinandersetzung mit der Störung,
- Verbesserung der Qualität der Eltern-Kind-Beziehung,
- Sensibilisierung gegenüber den Bedürfnissen *aller* Familienmitglieder,
- Stärkung der erzieherischen Kompetenzen, Vermittlung von Schlüsselkompetenzen (übergeordnete Kompetenzen, die in verschiedenen Lebensbereichen von Nutzen sind),
- Einbeziehung in die Behandlung: Abklärung von Lernzielen, Absprachen über Interventionsmöglichkeiten, Training im häuslichen Umfeld, Rückmeldung über Fortschritte.

Grundlage ist die verhaltenstherapeutische Arbeit mit dem Kind in verschiedenen Entwicklungsbereichen (z. B. Kommunikation, Interaktion, Selbstständigkeit, Imitation etc.). Methoden, die hierbei zum Einsatz kommen können, sind:

- Vermittlung von Methoden zum Aufbau erwünschten und Abbau unterwünschten Verhaltens,
- Vermittlung von Methoden zur Förderung sozial-kommunikativen Verhaltens,
- In-vivo-Eltern-Kind-Verhaltensübungen mit Verhaltensfeedback,
- In-Vivo-Modelltraining durch Beobachtung der Therapeut-Kind-Interaktion,
- Hausaufgaben für die Eltern (z. B. Erstellung und Handhabung eines Tagesplans),
- Supervision der Eltern-Hausaufgaben-Programme,
- Methoden der Problemanalyse und des Problemlösens.

Manualisierte Programme liegen im deutschsprachigen Raum bisher nur wenige vor. Erste Untersuchungen zur Evidenz von Elterntrainings weisen auf eine gute Wirkung hin. Die Effekte zeigten sich bezüglich der

Veränderung von autistischen Verhaltensweisen oder auch der Verbesserung von Sprachfertigkeiten der Kinder.

Gruppentraining sozialer Kompetenzen: Weitere wichtige therapeutische Interventionen stellen Gruppentrainings zur Verbesserung sozialer Kompetenzen dar. Hierzu liegen in deutscher Sprache zwei Manuale vor. Ein Gruppenangebot zur Förderung sozialer Kompetenzen bei Menschen mit Autismus vom Kindes- bis zum Erwachsenenalter stellt das SOKO Autismus dar. Auf dem Hintergrund des TEACCH-Modells (siehe oben) wurde ein Konzept für gruppenpädagogische Angebote zur Förderung von sozialen und kommunikativen Fähigkeiten entwickelt. In Tabelle 8 sind die Strategien und Aktivitäten des Programms dargestellt.

Tabelle 8: Ziele, Strategien und Aktivitäten von SOKO Autismus

Ziele	Strategien	Aktivitäten
▪ Förderung der sozialen Interaktion ▪ Verständnis von sozialen Regeln ▪ Förderung der Aufmerksamkeit ▪ Förderung der Kommunikation ▪ Positive soziale Erfahrungen ermöglichen	▪ Individuelle Strukturierung der Gruppensituation ▪ Routinen ▪ Orientierung an individuellen Themen und Spezialinteressen der Teilnehmer ▪ Handlungsorientierte Aktivitäten statt Schwerpunkt auf Sprache ▪ Einbeziehung nicht-autistischer Altersgenossen ▪ Kognitive und verhaltenstherapeutische Methode	▪ Spielen ▪ Gemeinsame (Zwischen-)Mahlzeiten ▪ Gruppenangebote ▪ Gruppengespräche ▪ Übungen in Kleingruppen ▪ Witze erzählen ▪ Ausflüge

Das Frankfurter Gruppentraining KONTAKT richtet sich an Kinder und Jugendliche mit Asperger-Syndrom oder High-Functioning-Autismus. Prinzipien der Intervention sind: Strukturierung der Abläufe,

Kombination von theoretischen und praktischen Elementen, verbindliche Gruppenregeln, Berücksichtigung individueller Problembereiche, schrittweises Vorgehen und sukzessive Steigerung des Schwierigkeitsgrades der Therapiebausteine. Die Therapiebausteine umfassen strukturierte Gruppenspiele, Training der Emotionserkennung, gemeinsame Gruppenaktivitäten, Rollenspiele, Gruppendiskussionen, Feedback und Hausaufgaben. Im Unterschied zum SOKO Autismus setzt das Frankfurter Gruppentraining einen deutlichen Schwerpunkt auf die Emotionserkennung und die Verbesserung der Eigen- und Fremdwahrnehmung. Eine erste Untersuchung zur Effektivität erbrachte positive Ergebnisse.

Weitere Ansätze

Picture Exchange Communication System (PECS): PECS wurde als ergänzendes, alternatives Trainingspaket entwickelt, welches Kindern und Erwachsenen mit Autismus, die über keinerlei sprachliche Fertigkeiten verfügen, ermöglicht, Kommunikation zu initiieren. Die betroffene Person lernt, einen Wunsch mit einer Bildkarte zu äußern. Dieser Wunsch wird dann sofort positiv verstärkt, indem der Wunsch (z. B. Spielauto) erfüllt wird. So lernt das Kind sich über Symbole (= Bildkarten) auszudrücken und Kontakt zu initiieren. In den weiteren Phasen wird das Verhalten dann weiter ausgebaut:

- Phase I: Austausch von Bildern
- Phase II: Entfernung und Beharrlichkeit
- Phase III: visuelle Unterscheidung
- Phase IV: Satzstruktur und dessen Erweiterung
- Phase V: Auf Fragen antworten
- Phase VI: Kommentieren

Erste Studien zur Evidenz der Methode weisen darauf hin, dass PECS sich als Methode zur Kommunikationsförderung bei Personen, die über keine sprachlichen Fähigkeiten verfügen, bewährt hat. Insbesondere bei Kindern, die weder imitieren noch eine geteilte Aufmerksamkeit herstellen, erscheint PECS als Methode erster Wahl.

Musiktherapie: Musiktherapie ist der gezielte Einsatz von Musik im Rahmen der therapeutischen Beziehung zur Wiederherstellung, Erhaltung und Förderung seelischer, körperlicher und geistiger Gesundheit. Über die Musik und das gemeinsame Musizieren soll die Aufmerksamkeit des Kindes verbessert werden, die nonverbalen Möglichkeiten der Kommunikation genutzt werden. Außerdem soll die soziale Interaktionsfähigkeit gefördert werden, indem Aspekte der gemeinsamen Aufmerksamkeit – des Sich-Abwechselns, Blickkontakt usw. – geübt werden. Eine erste → Metaanalyse bezüglich einiger vorliegender Studien weist darauf hin, dass insgesamt kurzfristige Effekte bei kommunikativen Fertigkeiten, jedoch keine Effekte in Bezug auf Verhaltensprobleme erreicht werden konnten.

Hörtrainings: Im Mittelpunkt der Hörtrainings, die sich auch Klangtherapie, Auditives Integrations-Training (AIT), Audio-Psycho-Phonologie oder Tomatis-Therapie nennen, steht das „elektronische Ohr". Es handelt sich dabei um Methoden, bei denen beispielsweise über Kopfhörer technisch veränderte Sprache oder Musik dargeboten wird, bei der die hohen und tiefen Frequenzen verstärkt werden. (Insbesondere Musik von Mozart sei sehr gut geeignet, verändert und gefiltert angeboten zu werden.) Die zugrunde liegende Vorstellung ist, dass eine sensorische Dysfunktion im Sinne einer hypersensitiven Geräuschempfindlichkeit auf bestimmte Frequenzen diese Geräusche für die Person schmerzhaft macht. Einige autistische Verhaltensweisen sollen daher rühren, dass das Kind unter diesen Geräuschen leidet und sich daher nicht adäquat verhalten kann. Im Training werden in elektronisch modulierter Musik diese für das Kind kritischen Frequenzen herausgefiltert, wodurch es zu einer Minderung der Geräuschempfindlichkeit komme, was sich dann auf kognitive sowie Verhaltensfunktionen auswirken würde. Erklärungsversuche über die genaue Wirkweise gehen, trotz der relativ langen Existenz dieses Ansatzes, bis dato über sehr hypothetische Vermutungen nicht hinaus.

Die bisherigen Studien erbrachten für diese Art der Intervention eindeutig keine Evidenz. Sie können daher nicht empfohlen werden, da es für die Wirksamkeit dieser Methoden keinen Nachweis gibt. In einer Stellungnahme der Gesellschaft für Neuropädiatrie, der Deutschen Gesellschaft für Hals-Nasen-Ohren-Heilkunde, Kopf- und Halschirurgie und der Deutschen Gesellschaft für Phoniatrie und Pädaudiologie werden diese Methoden ebenfalls nicht empfohlen.

Diäten: Untersuchungen zeigen, dass mehr als 2/3 der Familien mit einem autistischen Kind sogenannte „alternative Behandlungsoptionen" ausprobieren. Hierunter sind zu einem großen Teil Diäten (gluten-, casein-, weizen-, zucker- und milchfreie Diäten u. v. a.) zu verstehen, aber auch andere Methoden (Vitamine, Nahrungsergänzungsmittel, Yoga, Beten, Meditation, Osteopathie, Massage). Immer wieder werben auch (selbsternannte) „Fachleute" mit neuen „biomedizinischen" Methoden, die Heil versprechen.

Es gibt keine Evidenz dafür, dass solche Diäten oder „biomedizinischen" Behandlungen die Kernsymptomatik von autistischen Störungen verbessern würden. Gastrointestinale (Magen und Darm betreffende) Symptome bei Kindern und Jugendlichen mit Autismus sollten genauso behandelt werden wie bei Personen ohne Autismus. Ansonsten gibt es keine Indikation für diese Methoden.

Gestützte Kommunikation: Unter gestützter Kommunikation (Facilitated Communication) versteht man eine Methode, bei der eine nicht sprechende Person von einer anderen Person an der Hand, am Ellenbogen oder auch an der Schulter „gestützt" wird, um so auf einem Computer oder einer Buchstabentafel Gedanken, Wünsche etc. auszudrücken. Die Wirkungsweise dieser Methode wird zum einen durch die physische Stützung und zum anderen durch die emotionale Unterstützung erklärt. Es wird angenommen, dass die Ursache für das nonverbale Verhalten besondere motorische Probleme sind, aufgrund derer Handlungen nicht oder nicht immer willentlich beeinflusst werden können. Die Probleme seien also nicht kognitiver Natur, sondern motorischer und würden bewirken, dass die kognitiven Inhalte nicht in Bewegung der Sprechorgane oder der Hände umgesetzt werden könnten. Die physische „Stützung" helfe dabei, den eigenen Körper zu spüren, motorische Blockaden zu überwinden und unerwünschte Wiederholungen (Perseverationen) zu vermeiden.

Eine wissenschaftlich fundierte Erklärung der Funktionszusammenhänge fehlt. Es existiert eine Fülle von Studien, die eindeutig und ohne jeden Zweifel aufzeigen, dass die Authentizität des Schreibers höchst zweifelhaft ist. Die Gefahr (unbewusster) Beeinflussung der Inhalte durch die „stützende" Person ist erheblich. Daher sollte gestützte Kommunikation bei Menschen mit Autismus *nicht* angewandt werden. Diese Form der Kommunikation trägt ein deutliches Risiko in sich, dass dem „gestützten" Menschen Fähigkeiten zugeschrieben werden, die durch andere Methoden bzw. im Alltag nicht nachgewiesen werden können. Dies führt dazu, dass die „gestützte" Person in ihren Möglichkeiten und Grenzen nicht akzeptiert wird. Konsequenzen hieraus sind Überforderung, unerfüllbare Erwartungen und die Gefahr, dass andere therapeutische Optionen vernachlässigt werden.

Weitere Verfahren, für die keine Evidenz besteht: Für die immer wieder berichteten Fälle von „Wunderheilungen" durch Delphintherapie gibt es keinen eindeutigen Nachweis. Die von Eltern berichteten Therapieerfolge konnten in einer deutschen Studie nicht von anderen betreuenden Personen festgestellt werden.

Das Tragen von Prismengläsern und Irlenbrillen kann ebenso wenig empfohlen werden. Auch für die sensorische Integrationstherapie sowie der Festhaltetherapie gibt es weder theoretische noch empirische Evidenz.

Ergebnisse bisheriger systematischer Übersichtsarbeiten

In Tabelle 9 sind die Ergebnisse zu den bisher durchgeführten Übersichtsarbeiten und → Metaanalysen aufgelistet. Die meisten Studien liegen zu früh beginnenden, verhaltensanalytischen Interventionen, basierend auf dem Lovaas Modell (EIBI / ABA, siehe oben) vor, und in einem Großteil der Studien sind die untersuchten / behandelten Kinder sehr jung. Die evaluierten Interventionen werden meist sowohl mit den Eltern als auch mit den Kindern durchgeführt. Die Dauer der Interventionen ist sehr unterschiedlich und variiert von drei Monaten bis zu mehreren Jahren. Die Outcome-Maße (Kriterien zur Bewertung von Veränderungseffekten) unterscheiden sich erheblich und umfassen sprachliche und kognitive Fertigkeiten, das adaptive Verhalten und vieles andere mehr. Bei den untersuchten / behandelten Kindern lag in den meisten Fällen ein frühkindlicher Autismus vor, in einige Studien wurden aber auch Kinder mit Asperger-Syndrom oder nicht näher bezeichneten Entwicklungsstörungen eingeschlossen. Die Ergebnisse wurden jedoch meist nicht nach Subgruppen oder anderen Merkmalen (z. B. kognitivem Entwicklungsstand) getrennt berichtet.

Insgesamt kann gesagt werden, dass zum gegenwärtigen Zeitpunkt *keine* Intervention als evidenz-basiert bezeichnet werden kann. Aber erfreulicherweise wächst die Anzahl der Studien, die sich mit der Thematik beschäftigen, und es gibt auch erste Richtlinien für die empirische Überprüfung von Interventionen bei Autismus. Die früh beginnenden, verhaltensanalytischen Interventionen können als die am besten empirisch abgesicherten Interventionen angesehen werden. Aber gegenwärtig kann nicht beurteilt werden, ob diese Methoden effektiver sind

Tabelle 9: Ergebnisse von Übersichtsarbeiten und Metaanalysen (ausführliche Darstellung in Kamp-Becker et al., 2010)

Interventionen	Outcome-Maß(e)	Ergebnisse
Früh beginnende verhaltenstherapeutische Ansätze mit Einbezug der Eltern als Mediatoren (Early Intensive Behavior Intervention", Applied Behavior Analysis)	Kinder: sozial-kommunikative u. adaptive Fertigkeiten; Eltern: Wissen über Autismus, Förderung, Stress, Eltern-Kind-Interaktion; Gesamt-IQ und/oder adaptives Verhalten	Moderate bis gute Effekte; Effekte auf Sprachvermögen der Kinder und mütterliches Wissen über Autismus; verbesserter Kommunikationsstil und Interaktion der Mütter; reduzierte mütterliche Depression; Outcome sehr variabel; Hinweise darauf, dass der initiale IQ und nicht das Alter für Fortschritte bedeutend sind. Insgesamt effektive Methode, aber es kann nicht beurteilt werden, ob sie effektiver ist als andere; unklar bleibt auch, welche Kinder profitieren und welche nicht. Moderatoren für Effekt: ausgebildete Mitarbeiter, Interventionsdauer und -intensität.
Elterntrainings	einzelne Funktionsbereiche wie IQ, Sprachentwicklung, Eltern-Kind-Interaktion u. a.	Mittlere Effektstärke von 0.75 für das Elterntraining.
Gruppentrainings sozialer Fertigkeiten	direkte Beobachtungen, Selbst-, Eltern- o. Fremdberichte der sozialen Fertigkeiten	Vielversprechende Ansätze, die weiter untersucht werden sollten, aktuell keine eindeutige Evidenz. ▶

Interventionen	Outcome-Maß(e)	Ergebnisse
Picture Exchange Communication System (PECS)	Kommunikative und sprachliche Fertigkeiten	Vorläufige Evidenz dafür, dass PECS von den meisten Kindern gelernt und zur Kommunikation verwendet wird; einige wenige Daten zeigen auf, dass PECS einen positiven Effekt auf die sozial-kommunikativen oder sprachlichen Fertigkeiten hat.
Musiktherapie	kommunikative Fertigkeiten, Verhaltensprobleme	Überlegenheit gegenüber „Placebo" in Bezug auf kurzfristige Effekte bei kommunikativen Fertigkeiten, keine Effekte in Bezug auf Verhaltensprobleme.
Hörtrainings	verschiedene	Keine ausreichende Evidenz!
gluten- und caseinfreie Diäten	ASD spezifische Symptome, soziale Isolation, sozial-kommunikative Fertigkeiten	Keine Evidenz, wenig qualitativ gute Studien.
Gestützte Kommunikation (FC)	angemessene und vom Stützer unabhängige Reaktionen	Keine Evidenz für die Wirksamkeit von FC!

als andere, und es ist insbesondere nicht klar, welche Kinder welchen Alters von diesen Interventionen profitieren und welche nicht und wie intensiv die Methode am besten einzusetzen ist. Es besteht dringender Klärungsbedarf bezüglich dieser Fragen.

Schlussfolgerungen

Aufgrund der bisherigen Studienlage und analog zu den bestehenden Leitlinien sollten die nachfolgend genannten Richtlinien für die Auswahl und Durchführung der Interventionen gelten.

- Auf der Basis einer spezifischen, differenzierten und umfassenden Diagnostik (siehe Kapitel 6) sollten die sprachlichen, kommunikativen, interaktiven und adaptiven Fertigkeiten, die stereotypen, repetitiven Verhaltensweisen und andere auffällige Verhaltensweisen sowie komorbide Störungen erfasst und hinsichtlich ihrer Ausprägung eingeschätzt werden (Baseline). Ein differenziertes Profil bezüglich des Entwicklungsstandes des Kindes hinsichtlich seiner Stärken und Schwächen sollte erstellt werden.
- Es sollte dann eine Festlegung der Behandlungsziele in Bezug auf alle Lebensbereiche in Absprache mit allen beteiligten Bezugspersonen bzw. Fachleuten (Familie, Kindergarten, Schule, Hort, Ergotherapie, Logotherapie, Verhaltenstherapie…) vorgenommen werden.
- Es erfolgt die Indikationsstellung (nahe liegende individuelle Entscheidung für eine Maßnahme) hinsichtlich spezifischer Interventionen (Frühförderung, Ergotherapie, Logotherapie, Elterntraining, Verhaltenstherapie, Gruppentherapie, spezifische pädagogische Interventionen) und deren Setting (ambulante Intervention in einem bestimmten Umfang, teilstationäre oder stationäre kinder- und jugendpsychiatrische Behandlung) sowie
- die Entwicklung eines individuellen Interventionsplans.
- Eine Überprüfung des Erfolgs der Intervention sollte in regelmäßigen Abständen durch Verlaufskontrollen durchgeführt werden.
- Die Behandlung sollte so früh wie möglich beginnen und über längere Zeiträume durchgeführt werden.
- Die Therapie sollte unter Einbezug der Eltern stattfinden, um die Eltern zu beraten und ihnen Unterstützung im entwicklungsförderlichen Umgang mit dem Kind/Jugendlichen anzubieten und um Generalisierungseffekte beim betroffenen Kind/Jugendlichen zu er-

reichen. Gleichzeitig sollten Überforderungen und Belastungen der Eltern beachtet werden.
- Der Sprachaufbau hat insbesondere in den ersten 6–8 Lebensjahren hohe Priorität.
- Bei nicht-sprechenden Kindern / Jugendlichen mit Autismus sollten Interventionen, welche die kommunikative Fähigkeit durch den Einsatz von visuellen Mitteln (wie z. B. Bildern oder auch Gesten) fördern, durchgeführt werden.
- Interventionen, welche die sozialen Vorraussetzungen für Sprache fördern (hier insbesondere die geteilte Aufmerksamkeit) sind ebenfalls sinnvoll wie auch
- Interventionen, welche die sozial-kommunikativen Fertigkeiten fördern (etwa spezifische Gruppentrainings, in denen beispielsweise angemessenes Gesprächsverhalten im Kontakt mit Gleichaltrigen geübt wird).
- Interventionen, welche die kommunikative, soziale und physikalische Umgebung betreffen (z. B. visuelle Prompts, Reduktion von Anforderungen in komplexen sozialen Situationen, Routinen, visuelle Zeitstrukturierung, Reduzierung von sensorischen Irritationen) sind insbesondere bei Kindern / Jugendlichen mit kognitiven Beeinträchtigungen hilfreich.

> **Merksatz**
>
> **Zusammenfassend kann gesagt werden, dass früh beginnende, intensive, verhaltenstherapeutische Interventionen unter Einbezug der Eltern sinnvoll sind. Von dieser Intervention kann jedoch *nicht* gesagt werden, dass sie zu einem normalen Funktionsniveau (im Sinne eines kognitiven Leistungsvermögens, welches zu einem Regelschulbesuch ausreicht) führt.**

Verhaltenstherapeutische Interventionen sollten unternommen werden, um ein weites Spektrum an Verhaltensweisen zu behandeln. Dies reicht vom Abbau selbstverletzender oder aggressiver Verhaltensweisen über den Aufbau von Sprachfertigkeiten bis hin zur Verbesserung sozial-kommunikativer und adaptiver Fertigkeiten(alltagspraktische Fähigkeiten, z. B. An- und Ausziehen). Diese Interventionen sollten dazu dienen, Symptome in ihrer Auftretenshäufigkeit und Intensität zu reduzieren, aber auch Fertigkeiten zu entwickeln.

Generell kommt es darauf an, in der Behandlung einen ganzheitlichen Therapie- und Förderansatz zu verfolgen, der die Gesamtentwicklung des Menschen mit Autismus zum Ziel hat. Dieser Ansatz impliziert eine deutliche Entwicklungsorientierung unter Berücksichtigung des Lebensumfeldes (Eltern, Bezugspersonen, Kindergarten, Schule etc.). Die Behandlungs- und Fördermethoden sollten entsprechend den Fähigkeiten, den Defiziten und dem Entwicklungsstand des Kindes, Jugendlichen oder Erwachsenen ausgewählt werden.

Literatur

Kamp-Becker, I. et al. (2010): Diagnostik und Therapie von Autismus-Spektrum-Störungen im Kindesalter.
Bernard-Opitz, V. (2007): Kinder mit Autismus-Spektrum-Störungen. Ein Praxishandbuch für Therapeuten, Eltern und Lehrer.
Bölte, S., & Poustka, F. (2002). Interventionen bei autistischen Störungen: Status quo, evidenz-basierte, fragliche und fragwürdige Verfahren.
Freitag, C. M. (2008). Autismus-Spektrum-Störungen..
Schneider, S. & Margraf, J. (2009). Lehrbuch der Verhaltenstherapie. Band 3: Störungen im Kinder- und Jugendalter.

Medikamentöse Therapie

Bisher ist in Deutschland kein Medikament offiziell zur Behandlung autistischer Störungen im Kindes- und Jugendalter zugelassen. Die Verschreibung erfolgt nur, mit Ausnahme der Psychostimulanzien (siehe unten), im Rahmen eines individuellen Heilversuchs ab dem 6. Lebensjahr. Die Einstellung auf ein Medikament sollte bei autistischen Kindern und Jugendlichen generell vorsichtig und langsam erfolgen, da es häufig zu Nebenwirkungen kommt, bevor die erwünschte Wirkung eintritt. Dies führt in manchen Fällen zu einem verfrühten Absetzen des Medikaments. Im Folgenden werden die einzelnen Anwendungsbereiche sowie deren medikamentöse Behandlung kurz skizziert.

Bei externalisierenden Verhaltensauffälligkeiten wie erhöhter Reizbarkeit, Aggressivität und erhöhter Impulsivität, aber auch bei massiven Stereotypien, hoher Rigidität und selbstverletzenden Verhaltensweisen können Neuroleptika (primär dämpfend auf das → dopaminerge Neurotransmittersystem wirkende Medikamente), insbesondere atypische Neuroleptika eingesetzt werden. Risperidon nimmt hier insofern eine Sonderrolle ein, als seine Wirksamkeit gegen Aggressionen, erhöhte Ängstlichkeit, Reizbarkeit, Erregungszustände, Depression und repetitive Verhaltensweisen in mehreren Studien untersucht wurde: Sowohl die gute Wirksamkeit von Risperidon bei Begleitsymptomen wie erhöhter Irritabilität, als auch bei externalisierenden Verhaltensweisen, die von den Eltern als besonders belastend beschrieben werden, ist gut belegt. Hinsichtlich der Kernsymptome autistischer Störungen zeigte sich dagegen kein befriedigender Effekt, außer einer Verbesserung repetitiver Verhaltensweisen.

Andere Atypika sind im Gegensatz zu Risperidon deutlich schlechter untersucht, wobei einige Studien mittlerweile eine gute Wirksamkeit von Aripiprazol auf die Irritabilität bei Kindern mit Autismus berichten.

Hyperkinetische Symptome gehören zu den häufigsten komorbiden Auffälligkeiten bei Autismus. Stimulanzien (stimulierende Medikamente, mit Wirkung primär im → dopaminergen Neurotransmittersystem) können und sollten angewandt werden, wenn autistische Kinder zusätzlich zu ihrer Kernsymptomatik durch impulsives Verhalten, Aufmerksamkeitsstörungen und Hyperaktivität deutlich auffallen. Auch diesbezüglich existieren Studien, die aufzeigen, dass Stimulanzien signifikant wirksamer als Placebos im Hinblick auf die Reduktion hyperaktiven Verhaltens sind. Auch für begleitend auftretendes oppositionelles und aggressives Verhalten sowie bei Neigung zu Wutausbrüchen zeigte sich eine gute Wirkung. Allerdings fällt insgesamt die Rate von Kindern, bei denen die Stimulanzien wirken, im Vergleich zu der von Kindern mit einer Aufmerksamkeitsdefizit und Hyperaktivitätsstörung ohne Autismus geringer aus, und es kommt häufiger zu Nebenwirkungen. Als Regel gilt, dass die Medikation bei dieser Patientengruppe mit geringerer Startdosis begonnen, besonders langsam aufdosiert und insbesondere zu Beginn der Einstellung sorgsam hinsichtlich unerwünschter Nebenwirkungen überwacht werden sollte. Zur Wirkung von Amphetaminen (Unterklasse der Stimulanzien) gibt es derzeit keine Untersuchungen, welche die Wirksamkeit bei autistischen Kindern belegt.

Atomoxetin gehört zur Gruppe der sog. Selektiven Noradrenalinwiederaufnahmehemmer oder -inhibitoren(SNRI), mit einem gegenüber Stimulanzien stark abweichende Wirkmechanismus (primär noradrenerg nicht → dopaminerg). Es hat sich in den letzten Jahren als Alternative zu Psychostimulanzien etabliert und stammt ursprünglich aus der Depressionsbehandlung. Mehrere Untersuchungen belegen gute Effekte auch bei Menschen mit autistischen Störungen, bei denen zusätzlich ein ADHS vorliegt.

Depressionen, Angst- und Zwangsstörungen, aber auch Aggressionen, Stereotypien, repetitive Verhaltensweisen, Selbstverletzungen oder

Einnässen können mit Antidepressiva und Stimmungsstabilisatoren behandelt werden. Zum Einsatz kommen hier vor allem Selektive Serotonin-Wiederaufnahme-Hemmer oder -inhibitoren (SSRI). In Studien konnte eine signifikante Verbesserung im globalen Funktionsniveau sowie von ängstlichen, aggressiven und depressiven Symptomen und von repetitivem Verhalten durch die Behandlung mit SSRI gezeigt werden. SSRI sollten im Kindes- und Jugendalter vorsichtig aufdosiert und die Wirkungsweise sorgfältig überwacht werden, da eine häufige unerwünschte Nebenwirkung der SSRI die gesteigerte Unruhe ist, die in manchen Fällen dazu führt, dass die Therapie abgebrochen werden muss.

Gegen die vor allem beim Asperger-Syndrom häufig beobachteten Schlafstörungen steht im Kindesalter zum Beispiel Nitrazepam zur Verfügung. Bei Ein- und Durchschlafstörungen oder Schlafwandeln können auch Atosil, Imipramin oder Diphenhydramin verabreicht werden. Mehr oder weniger anekdotische Berichte existieren über den erfolgreichen Einsatz von Melatonin (Hormon, das den Schlafzyklus reguliert) gegen Schlafstörungen, das sich jedoch in der → klinischen Praxis zunehmend zu bewähren scheint.

Merksatz

Die pharmakologische Behandlung von begleitenden Auffälligkeiten bei autistischen Störungen als ergänzende Maßnahme ist sinnvoll, weil die Betroffenen dadurch auf pädagogische Förderung und psychotherapeutische Maßnahmen häufig besser ansprechen. Besonders Auto- und Fremdaggression, Stereotypien und Hyperaktivität lassen sich medikamentös gut behandeln und machen die Kinder verhaltenstherapeutischen Möglichkeiten gegenüber oft erst zugänglich.

Literatur

Poustka, L. & Poustka, F. (2007): Psychopharmakologie autistischer Störungen

Was ändert sich mit zunehmendem Alter? – Der Verlauf autistischer Störungen

Die Symptomatik von autistischen Störungen variiert von Individuum zu Individuum und auch über die Zeit. Reifungsprozesse, sowohl in biologischer als auch psychischer Hinsicht, wirken auf den Verlauf, die Ausprägung und die Ausgestaltung der Symptomatik. Des Weiteren haben Förderung, Therapie, das familiäre Umfeld, medikamentöse Behandlungen usw. einen Einfluss auf die Ausprägung und die Art der Symptomatik.

Kindheit und Jugend

Kinder mit einem frühkindlichen Autismus zeigen meist bereits im Kleinkindalter sehr deutliche Auffälligkeiten. Im Alter von 4–5 Jahren zeigt sich die Symptomatik in prototypischer Form: Viele Kinder entwickeln zu dieser Zeit fremd- und selbstaggressives Verhalten, sie zeigen ein Beharren auf Gleichförmigkeit mit ausgeprägten emotionalen Durchbrüchen, wenn Abläufe nicht eingehalten werden. Das Spielverhalten ist durch repetitives, stereotypes Verhalten gekennzeichnet. Hinzu kommen Angst- und Unruhezustände. Im Verlauf nehmen diese Auffälligkeiten – unterstützt durch eine erfolgreiche, autismusspezifische Behandlung und durch das zunehmende Verständnis und die liebevolle Förderung vonseiten der Eltern und der weiteren Umgebung – langsam ab. Meist verläuft diese „Besserung" nicht kontinuierlich, sondern mit einigen Höhen und Tiefen, aber insgesamt kommt es doch – im Idealfall – zu einer kontinuierlichen Minderung der Symptomatik.

Beim Asperger-Syndrom sind die Auffälligkeiten in den ersten Lebensjahren noch sehr unspezifisch und mild, im Laufe der Zeit nehmen aber die Anforderungen an die sozialen Fähigkeiten stetig zu und das Kind mit Asperger-Syndrom kann diesen nicht mehr gerecht werden – die Symptomatik erfährt eine Steigerung. Insbesondere ab dem

Schulalter und – noch stärker – in der Pubertät kommt es dann meist zu einer deutlichen Zunahme der Symptomatik und der damit verbundenen Probleme. Die nun gestellten Entwicklungsaufgaben (z. B. Erleben körperlicher Reifungsprozesse und Identitätsbildung), können nur unter sehr großen Schwierigkeiten und mit sorgfältiger Unterstützung gemeistert werden. In dieser Zeit kommt es häufig zu zusätzlichen Symptomen, wie beispielsweise Zwängen, Depressionen, Suizidgedanken, aber auch gleichzeitig zu einem stärkeren Hervortreten der autistischen Symptomatik. So nehmen bei vielen Jugendlichen mit Asperger-Syndrom die Sonderinteressen zu, sie werden fast zwanghaft betrieben. In manchen Fällen entsteht der Eindruck, dass der Jugendliche / junge Erwachsene vor den gestellten Entwicklungsaufgaben „flieht" in eine Welt der Sonderinteressen, der ihm bekannten und vertrauten Themen und Welten. Mit Hilfe einer intensiven Therapie besteht die Chance der Besserung, wenn der Betroffene dabei lernt, seine kognitiven, sprachlichen und sozialen Möglichkeiten gut zu nutzen und mit seinen Stärken und Schwächen zu leben.

Erwachsenenalter

In vielen Studien konnte gezeigt werden, dass die Symptomatik im Erwachsenenalter im Vergleich zur frühen Kindheit signifikant geringer ausfällt. Allerdings basieren diese Untersuchungen auf retrospektiven Befragungen der Eltern und nicht auf tatsächlichen Verlaufsuntersuchungen. Die meisten Probanden erfüllten aber auch im Erwachsenenalter noch die Kriterien für eine autistische Diagnose.

> **Merksatz**
>
> **Untersuchungen an erwachsenen Menschen mit Autismus zeigen, dass repetitive, stereotype Verhaltensweisen im Entwicklungsverlauf über die gesamte Lebensspanne leicht zurückgehen. Dies gilt insbesondere für stereotype Bewegungsmuster und selbstverletzendes Verhalten, die sich im Erwachsenenalter deutlich reduzieren, während stereotype Interessen und zwanghaftes Verhalten relativ stabil bleiben.**

Als Kriterien, die den Verlauf maßgeblich beeinflussen, sind die kognitiven und sprachlichen Fähigkeiten im Alter von 5–6 Jahren gut belegt. So leben beispielsweise Menschen mit einer autistischen Störung und einer deutlichen Intelligenzminderung (IQ < 50) sehr häufig in einer spezifischen Einrichtung und arbeiten in einer Werkstatt für behinderte Menschen.

Die Intelligenz und die Sprachfähigkeit sind jedoch nicht die allein entscheidenden Kriterien. Einige Erwachsene mit einer autistischen Störung und einem Intelligenzquotienten von über 100 zeigen einen deutlich schlechteren Verlauf als Menschen mit einem Intelligenzquotienten von nur 70. Einige Untersuchungen deuten darauf hin, dass deutlich ritualisiertes, stereotypes Verhalten und massive Ängste den Verlauf beeinflussen und den positiven Effekt der Intelligenz überlagern können. Die Fähigkeit, ein selbständiges, altersangemessenes Leben im Erwachsenenalter zu führen, hängt auch von dem Grad der Unterstützung (durch die Familie, den Arbeitsplatz und die sozialen Einrichtungen) ab.

Insgesamt haben gute kognitive und sprachliche Fähigkeiten einen positiven, aber nicht ungebremsten Einfluss auf den Verlauf der Störung. Es kommt im Entwicklungsverlauf zu einer Verminderung der Symptomatik, wenngleich die meisten Menschen mit Autismus auch im Erwachsenenalter noch alle Diagnosekriterien erfüllen. Der Verlauf ist insgesamt sehr variabel. Die Prognose ist beim Asperger-Syndrom besser als beim frühkindlichen Autismus. Das Auftreten von komorbiden Erkrankungen (siehe Kapitel 2) beeinträchtigt die Entwicklungsmöglichkeiten und damit den Verlauf bei allen autistischen Störungen.

Die Anzahl von erwachsenen Menschen, die selbst oder durch andere angeregt, auf die Vermutung stoßen, bei ihnen könnte eine autistische Störung (meist in Form eines Asperger-Syndroms) vorliegen, scheint aktuell enorm zu wachsen. Erfreulicherweise gibt es in Deutschland an einigen Universitätskliniken (Aachen, Freiburg, Heidelberg, Köln, Berlin, Hannover, Münster, Regensburg, Rostock) sowie an einigen anderen psychiatrischen Kliniken spezielle Autismus-Sprechstunden.

Die Diagnose im Erwachsenenalter erstmals zu stellen, ist ein schwieriges Unterfangen: Zum einen fehlt es an → reliablen diagnostischen Verfahren, die auch für das Erwachsenenalter geeignet sind, zum anderen ist für die Diagnosestellung eine Anamnese der frühkindlichen Entwicklung unerlässlich; doch darüber → valide Informationen zu erhalten, ist oftmals schwierig. Erschwert wird die Diagnosestellung auch durch das Vorliegen komorbider Störungen, die im Erwachsenenalter häufig sind. Depressionen und Angststörungen kommen im Erwachsenenalter am häufigsten als komorbide Erkrankung vor und können die Symptomatik maskieren.

Auf der Verhaltensebene lassen sich folgende Auffälligkeiten von Erwachsenen mit Asperger-Syndrom feststellen, die sich in einigen Untersuchungen als relativ valide → Screeningvariablen gezeigt haben:

- Schwierigkeiten im Kontakt mit anderen (beispielsweise Freundschaften zu schließen, im Hinblick auf wechselseitige zufriedenstellende sexuelle Kontakte);
- seltsames, bizarres, egozentrisches Auftreten;
- zwanghaftes oder rigides Verhalten, mit Ritualen, Routinen oder Regeln;
- Auffälligkeiten in der äußeren Erscheinung (z. B. ungepflegt, ungewöhnlich, nicht an Moden ausgerichtet)
- Sonderinteressen, die keinen Raum für andere Aktivitäten zulassen, über die der Betroffene repetitiv spricht;
- Auffälligkeiten in der Sprache bezüglich Semantik und Pragmatik (z. B. pedantische Sprache, monotone Intonation, unangemessene Lautstärke, konkretistisches Sprachverständnis);
- Auffälligkeiten in der nonverbalen Kommunikation;
- Unfähigkeit, die Konsequenzen des eigenen Handelns oder von Gesagtem vorherzusehen oder zu verstehen, was wiederholt zu Schwierigkeiten führt oder andere in Schwierigkeiten bringt;
- sehr uneinheitliche Fähigkeiten (in einigen Bereichen sehr gute Fähigkeiten, in anderen fehlen elementare Fähigkeiten);
- als Kind / Jugendlicher schon Kontakt zur Kinder- und Jugendpsychiatrie bzw. anderen Einrichtungen.

> **Merksatz**
>
> **Autistische Störungen werden als lebenslange Störungen angesehen, die sich im Laufe der Entwicklung eines Menschen wandeln können, deren Kernsymptomatik in ihrer qualitativen Abweichung jedoch erhalten bleibt. Bedeutsam für den Entwicklungsverlauf ist das allgemeine Intelligenz- und Sprachniveau im Alter von 5–6 Jahren.**

Welche Förderung brauchen Menschen mit Autismus? – Soziale, schulische und berufliche Integration

Um eine gesellschaftliche Integration von Menschen mit Autismus zu gewährleisten und Ihnen ein soweit wie möglich selbstbestimmtes, autarkes Leben zu ermöglichen, ist neben therapeutischen Maßnahmen eine gezielte Förderung hinsichtlich der Erziehung, der Ausbildung und des Berufslebens nötig. Die Unterstützung sollte bereits im Kindergarten beginnen und den Betroffen, wenn nötig, ihr Leben lang zur Verfügung stehen, da autistische Störungen, wie bereits ausführlich dargestellt, zwar gebessert, nicht aber behoben werden können.

Die Symptomatik von autistischen Störungen bleibt über die Entwicklung gesehen relativ stabil, Veränderungen in die eine oder andere Richtung sind meist eher moderater Art. Eine Verbesserung ist in der Regel nur durch intensive Förderung möglich, wodurch die Schwierigkeiten im späteren Jugend- oder Erwachsenenalter weniger deutlich auffallen, jedoch in der Regel nicht völlig verschwinden. Zu einer Verschlimmerung der Symptomatik kommt es größtenteils durch bedeutende Veränderungen im Umfeld des Betroffenen (z.B. Einschulung oder Schulwechsel, Umzug, Scheidung der Eltern), durch kommunikative Missverständnisse, in Entwicklungs- und Reifungsphasen (z.B. Pubertät) oder durch das Hinzukommen weiterer Störungen oder Erkrankungen.

Kindergarten

Im Kindergarten fallen Kinder mit Autismus durch ihre mangelnde Integrationsfähigkeit auf. Sinnvoll ist daher ein Kindergarten, der integrative Gruppen anbietet, die durch eine kleinere Gruppengröße und durch die Betreuung von fachlich geschultem Personal gekennzeichnet sind. Die betreuenden Personen sollten über das Störungsbild genau informiert sein und in Absprache mit dem behandelnden Therapeuten gezielt die Entwicklung des Kindes fördern. Der Tagesablauf im Kindergarten sollte klar strukturiert sein, und die bestehenden Regeln sollten eindeutig und klar formuliert werden. Diese sollten – entsprechend dem TEACCH-Ansatz (siehe Kapitel 7) – auch durch eindeutige Symbole visualisiert werden. Das Kind benötigt im Sozial- und Spielverhalten viel Unterstützung und Förderung. Diesbezügliche Fähigkeiten können nicht vorausgesetzt werden, sondern sind systematisch zu üben. Für manche Kinder sind spezialisierte Kindergärten sinnvoll, die ein Lernniveau anbieten, das ihren kognitiven, sprachlichen oder körperlichen Fähigkeiten entspricht.

Vorbereitung auf die Schule

Der Übertritt in die Schule sollte gut geplant und vorbereitet werden. Meist ist ein sonderpädagogisches Gutachten zur Feststellung des sonderpädagogischen Förderbedarfs sinnvoll. Notwendig ist spätestens zu diesem Zeitpunkt auch eine differenzierte Leistungsdiagnostik (siehe Kapitel 6), um die kognitiven und sprachlichen Fähigkeiten des Kindes einschätzen zu können. Keinesfalls sollte man sich hierbei auf die reine Beobachtung oder den bloßen Eindruck verlassen. Allerdings sind manche Kinder sowohl sprachlich als auch kognitiv so weit eingeschränkt, dass eine standardisierte Leistungsdiagnostik nicht durchführbar ist. In diesen Fällen ist eine Entwicklungsdiagnostik (siehe Kapitel 6) sinnvoll.

Schule

Es gibt – von wenigen Ausnahmen abgesehen – keine Spezialschulen für autistische Kinder. Deshalb ist es für Eltern eine sehr schwierige Entscheidung, in welche Schule ihr Kind schließlich gehen soll. Die Kultusministerkonferenz aller Bundesländer hat am 16.06.2000 „Empfehlungen zu Erziehung und Unterricht von Kindern und Jugendlichen mit autistischem Verhalten" herausgegeben (im Internet zu finden unter www.kmk.org). Hier heißt es:

> Die Förderung von Kindern und Jugendlichen mit autistischem Verhalten erfordert eine Erziehung und einen Unterricht, die sich auf

alle Entwicklungsbereiche beziehen. Für eine aktive Lebensbewältigung in größtmöglicher sozialer Integration und für ein Leben in weitgehender Selbstständigkeit und Selbstbestimmung sind spezielle Eingliederungs- und Lernangebote erforderlich.

Für Kinder mit autistischen Störungen kommen grundsätzlich alle Regelschulen, Förderschulen oder Sonderschulen in Frage. Im Einzelfall muss geklärt werden, welche Schule für ein bestimmtes Kind die besten Voraussetzungen dafür bietet, dass dieses Kind dort angemessen lernen und sich integrieren kann. Dies hängt zum einen von den sprachlichen und kognitiven Fähigkeiten des Kindes ab sowie auch von den realen Möglichkeiten vor Ort. Förderschulen bieten in der Regel kleine Klassengrößen, Rückzugsmöglichkeiten sowie in manchen Fällen auch begleitende therapeutische Maßnahmen (z. B. Sprachtherapie). Die Gefahr, dass das Kind innerhalb der Klasse zum Außenseiter wird oder gar massiv gemobbt wird, besteht in solchen Schulen weniger.

Seit der UN-Konvention über die Rechte von Menschen mit Behinderung, die seit 26. März 2009 in Deutschland gilt, werden Forderungen nach „Inklusion" lauter. In dieser UN-Konvention wird gefordert, die Voraussetzungen dafür zu schaffen, dass Menschen mit Behinderung ein Leben in der Mitte der Gesellschaft führen können. Bezogen auf die Schule bedeutet dies, dass gemeinsamer Unterricht (Inklusion) von behinderten und nicht-behinderten Schülern als Wahlmöglichkeit für die Eltern gegeben sein muss. Im konkreten Fall, also auf der Suche nach der „richtigen" Schule, werden die Eltern aber letztlich mit der Frage konfrontiert, ob eine bestimmte Schule und bestimmte Lehrer die Bereitschaft zeigen, sich auf ein Kind mit Autismus einzulassen und ob diese Schule bzw. diese Lehrer bereits über Erfahrungen im Umgang mit Kindern mit autistischen Störungen verfügen.

Beim Besuch der Regelschule kann der Schulbesuch durch Schulbegleiter bzw. Integrationshelfer unterstützt werden. Dabei handelt es sich um eigens für das autistische Kind eingestellte Personen (Sonderpädagogen, Heilpädagogen, Vertrauenslehrer der Schule, Sozialarbeiter, Erzieher o. Ä.), die dem Kind/dem Jugendlichen während des Schulbesuchs zur Seite stehen. Dies kann stundenweise erforderlich sein, kann aber auch den gesamten Schulbesuch abdecken. Die Indikation zu dieser Maßnahme sollte durch eine kinder- und jugendpsychiatrische Untersuchung gestellt werden. Die Einstellung eines Schulbegleiters wird von den Eltern dann bei den Maßnahmeträgern (Jugendamt bzw. Sozialamt) beantragt und in Absprache mit der Schule geplant und umgesetzt. Allerdings kann der berufliche und Ausbildungshintergrund der Begleiter stark variieren, z. B. werden nicht selten Personen, die ein freiwilliges soziales Jahr bestreiten, für diese Dienste eingesetzt. Das bedeutet, oft ist eine ausreichende Qualifikation der Betreuer leider nicht gegeben.

In einigen Bundesländern gibt es spezielle Beratungslehrer bzw. Ansprechpartner für Kinder mit autistischen Störungen in der Schule.

Von privatem Einzelunterricht ist (außer in einer übergangsweisen Phase der Nicht-Beschulbarkeit) abzuraten, da die Modellfunktion Gleichaltriger für das Erlernen adäquater sozialer Verhaltensweisen auch für Menschen mit Autismus von großem Nutzen ist.

Krisen und Krisenintervention: Die Schule ist für viele Schüler mit einer autistischen Störung ein großer Problembereich, und es kann in diesem Zusammenhang zu Krisen kommen. Dies betrifft insbesondere die Kontaktschwierigkeiten, die leider häufig mit Hänseleien und Schikanen durch Mitschüler noch verstärkt werden. Vorhandene Aufmerksamkeits- und Konzentrationsstörungen sowie Hyperaktivität, Angst-, Unruhe- und Erregungszustände erschweren die Beschulung zusätzlich. Der verstärkte Leistungsdruck auf den weiterführenden Schulen und die (wachsende) Unsicherheit der Lehrer und der Eltern des Betroffenen im Umgang miteinander, führen häufig zu schleichend beginnenden Prozessen, die sich schließlich in einer akuten Krise entladen. In manchen Fällen kann die Beschulbarkeit durch diese Faktoren infrage gestellt sein, sodass hier Interventionen notwendig sind.

Faktoren die dagegen im Zusammenhang mit Schule als hilfreich beschrieben wurden und sich als Krisenprophylaxe eignen, sind beispielsweise:

- kleine Klassen und übersichtliche Schulen,
- gut strukturierte Klassenräume und Tagesabläufe (z. B. nach dem TEACCH-Ansatz, siehe Kapitel 6)
- ein gutes Verhältnis zu den Lehrpersonen,
- Lehrer, die sich (freiwillig) über Autismus informieren und fortbilden,
- gut aufgeklärte und verständnisvolle Mitschüler,
- Stärkung der sozialen Kompetenzen aller Schüler,
- konstante Schulbegleitung,
- Nachteilsausgleiche (siehe unten),
- so wenig Lehrerwechsel wie möglich,
- Rückzugsmöglichkeiten für den Schüler.

Nachteilsausgleiche können in Form von verlängerten Arbeitszeiten bei Klassenarbeiten, von verkürzten Unterrichtseinheiten oder räumlichen Veränderung (z. B. eigene Arbeitsecke im Klassenzimmer) erfolgen. Diese Maßnahmen liegen im Ermessen des Lehrpersonals. Des Weitern sind spezielle Arbeitshilfen (z. B. Timer, Computer) in Einzelfällen sinnvoll. Auf höheren Schulen sollten sich Nachteilsausgleiche auch auf Lerninhalte beziehen. So sind etwa Aufgaben sinnvoll, die ein Hineinversetzen in die Absichten anderer (Theory of Mind, siehe Kapitel 5) erfordern (z. B. Gedichtinterpretationen, Interpretationen von literarischen Texten). Leider gibt es immer noch Schulen, die die Methode der gestützten Kommunikation (siehe Kapitel 7) als „Kommunikationshilfsmittel" einsetzen, hiervon ist strikt und eindeutig abzuraten.

Ausbildung und Beruf

Wurde die Schule (mehr oder weniger) erfolgreich abgeschlossen, beginnt der nächste Lebensabschnitt mit Berufsfindung, Ausbildung und Beruf. Hier gilt es eine Nische zu finden, in der die vorhandenen Fähigkeiten angemessen eingesetzt werden können, aber auf die Defizite Rücksicht genommen wird. Die beruflichen Integrationsmöglichkeiten hängen von der Ausprägung der Symptomatik, dem Vorliegen komorbider Erkrankungen und den persönlichen Ressourcen ab. Ungeeignet sind meist Berufe und Tätigkeiten, die Gruppen- oder Teamarbeit erfordern, die mit Publikumsverkehr oder schnell wechselnden Aufgaben verbunden sind. Günstig kann es sein, wenn Sonderinteressen oder auch Inselbegabungen im Hinblick auf die Berufswahl berücksichtigt werden. Der Berufsvorbereitung und der Arbeitserprobung kommen besondere Bedeutung zu, diesen Schritten sollte ein erhöhter Zeitbedarf eingeräumt werden.

Die finanzielle Förderung der Teilnahme an berufsvorbereitenden Bildungsmaßnahmen, an der Berufsausbildung in Betrieben (Duales System), von Maßnahmen in Rehabilitationseinrichtungen oder sonstigen außerbetrieblichen Institutionen sowie die anschließende Eingliederung in den Arbeitsmarkt fallen in die Zuständigkeit des Arbeitsamts.

Menschen mit Autismus benötigen im Hinblick auf soziale und berufsbedingte Anforderungen ein hohes Maß an Hilfe und Unterstützung. Diese Unterstützung kann sich erstrecken auf Lebensbereiche wie Arbeit, Wohnen, Lebenspraxis, Freizeit, Schule, Sozialtraining, Therapie usw. Erfreulicherweise gibt es mittlerweile in Deutschland eine Reihe von spezifischen Rehabilitationsangeboten bzw. Berufsbildungswerken für Menschen mit autistischen Störungen, die meist folgende Fördermaßnahmen bereitstellen:

- Förderung der sozialen Kompetenzen durch spezifisches Sozialtraining in Kleingruppen,
- intensive individuelle Betreuung,
- Arbeitsplatzbegleitung,
- Strukturierungshilfen in Arbeit und Freizeit,
- Freizeitaktivitäten,
- Schnittstellenarbeit: Eltern-Schule-Arbeit,
- Elternarbeit,
- Entspannungsangebote, MotoPädagogik (z. B. autogenes Training, angepasste Bewegungsangebote).

Kommt eine Beschäftigung auf dem allgemeinen Arbeitsmarkt oder eine berufliche Ausbildung nicht, noch nicht oder nicht mehr in Frage, ist an eine Werkstatt für behinderte Menschen als Arbeitsstätte zu denken.

Die Maßnahmen können als „Leistungen zur Teilhabe" nicht nur als Sachleistung beantragt werden, sondern auch in Form eines Persönlichen Budgets. Dies bedeutet, dass die Sozialleistungen, wie z. B. Leistungen zur Teilhabe am Arbeitsleben, aber auch eine autismusspezifische Therapie oder eine Schulbegleitung oder Hilfen zu einem selbstbestimmten Leben in einer betreuten Wohneinrichtung bei dem zuständigen Amt (Arbeitsamt, Jugendamt oder Sozialamt) als „Persönliches Budget" beantragt werden können. Mittels eines Bedarfsfeststellungsverfahrens (Budgetkonferenz) wird der persönliche Hilfebedarf geklärt und eine Zielvereinbarung festgeschrieben. In dieser wird fixiert, welche Hilfe, in welcher Form gewährt wird und welcher Geldbetrag hierzu dem Antragssteller zur Verfügung steht.

Anhang

Glossar

ADHS: Aufmerksamkeitsdefizit / Hyperaktivitätssyndrom oder -störung.

affektive Störungen: eine Gruppe von Störungen, wie beispielsweise Depressionen oder depressive Verstimmungen, die durch bedeutsame und → klinisch relevante Stimmungsveränderungen gekennzeichnet sind.

Apgar: Score, mit dem der Zustand eines Neugeborenen standardisiert erfasst wird; die optimale Punktzahl für Neugeborene sind 9–10 Punkte, 5–8 Punkte bedeuten eine Gefährdung, unter 5 als akut lebensgefährdender Zustand des Neugeborenen.

Broader Autism Phänotyp: einzelne, mildere Symptome einer autistischen Störung treten auch bei Verwandten eines Menschen mit Autismus auf oder auch in der Allgemeinbevölkerung; man spricht in diesem Fall vom Broader oder Extended Autism Phänotyp.

Coping-Strategie: Bewältigungsstrategie.

Cut-off-Wert: Trennwert, demgemäß ein Ergebnis als auffällig oder unauffällig bewertet wird.

dopaminerges System: regelt die Freisetzung des → Neurotransmitters Dopamin; Neuronen, in denen Dopamin vorkommt, werden dopaminerg genannt.

Deprivation: Vernachlässigung, Verwahrlosung.

DSM: siehe Klassifikationssysteme

Echolalie: automatisches Nachsprechen / Wiederholen von Gehörtem; die Echolalie ist bei Säuglingen zwischen dem 9. und dem 15. Monat völlig normal und dient vermutlich dem Spracherwerb; in gesteigertem Maße kann sie auf eine autistische Störung hindeuten.

EEG: Elektroencephalografie, Messung der summierten elektrischen Aktivität des Gehirns durch Aufzeichnung der Spannungsschwankungen an der Kopfoberfläche mithilfe von Elektroden.

Effektstärke: statistisches Maß, das die Größe eines Effektes angibt.

Endophänotpyen: neurobiologische Krankheitskorrelate, die über die Zeit stabil bleiben und genetisch beeinflusst sind; bedeutsames Konzept in der Erforschung komplexer Erkrankungen.

Entitäten: bezeichnet man in der Medizin einen Betrachtungsgegenstand, der für sich genommen eine eigene Einheit bzw. Ganzheit darstellt.

ICD: siehe Klassifikationssysteme

Kandidatengene: Gene, die mit einer erhöhten Wahrscheinlichkeit eine Assoziation mit der Störung / Erkrankung aufweisen.

Klassifikationssysteme: haben das Ziel die große Vielfalt von psychischen Auffälligkeiten und Symptomen zu ordnen und zu Diagnosen zusammenzufassen.

Es gibt zwei anerkannte Klassifikationssysteme für psychische Störungen. Das Diagnostische und Statistische Manual Psychischer Störungen (DSM) herausgegeben von der American Psychiatric Association (APA) und das Kapitel V der Internationalen Klassifikation der Krankheiten (Kapitel V der ICD), herausgeben von der WHO (World Health Organisation).

klinisch: pathologische Ausprägung einer Störung, die eine Diagnostik und Behandlung notwendig macht.

klinische Bedeutsamkeit: Für die praktische Arbeit mit dem Patienten bedeutsam, im Gegensatz zu Auffälligkeiten oder Veränderungen, die zwar vorhanden, jedoch nicht von tatsächlicher Relevanz sind.

Konkordanzraten: Grad der Übereinstimmung, z. B. bei Zwillingen, hinsichtlich bestimmter Merkmale.

Marker: eindeutiges Kennzeichen, Indikator.

Metaanalyse: statistische Zusammenfassung von Primärstudieneffekten.

monogenetischer Defekt: Krankheit, die durch einen Defekt in einem einzelnen Gen hervorgerufen wird.

Neologismen: Wortneuschöpfungen.

Neurodevelopmental disorder: Entwicklungsstörungen des zentralen Nervensystems.

Neurotransmitter: biochemische Stoffe, z. B. Dopamin oder Serotonin, welche die Information von einer Nervenzelle zur anderen über die Kontaktstelle der Nervenzellen, die Synapse weitergeben; Neurotransmitter sind somit Botenstoffe des Nervensystems, die die Nervenzellen erregen oder hemmen.

nosologische Validität: die Nosologie bezeichnet die Krankheitslehre, welche sich mit der Systematik und Beschreibung der Krankheiten beschäftigt; nosologische Validität meint die Gültigkeit dieser Systematik, insbesondere in der Abgrenzung zu anderen Krankheiten.

Pathways: Folge biochemischer Reaktionen, die Beziehungen zwischen biomedizinischen → Entitäten, wie Genen oder Proteinen, widerspiegeln.

Persönlichkeitsstörungen: schwere Störungen der charakterlichen Konstitution und des Verhaltens, die mehrere Bereiche der Persönlichkeit betreffen; sie gehen meist mit persönlichen und sozialen Beeinträchtigungen einher; Persönlichkeitsstörungen umfassen tief verwurzelte, anhaltende Verhaltensmuster, die sich in starren Reaktionen auf unterschiedliche persönliche und soziale Lebenslagen zeigen. Sie beginnen in der Kindheit oder der Jugend und dauern bis ins Erwachsenenalter an, wo sie sich erst endgültig manifestieren. Daher ist die Diagnose einer Persönlichkeitsstörung vor dem Alter von 16–17 Jahren unangemessen.

Phänotyp: Erscheinungsbild eines Organismus.

Prävalenz: Häufigkeit des Auftretens bestimmter Merkmale (z. B. Autismus) in der Bevölkerung.

pronominale Umkehr: Vertauschung von Pronomina („du" statt „ich").

reliabel: zuverlässig, in der Metrik „technisch messgenau".

reziproke soziale Interaktion: Gegenseitigkeit im sozialen Austausch.

Screening-Verfahren: einfache und ökonomische Fragebögen oder Einschätzskalen, die in der ersten diagnostischen Phase oder zur Generierung eines ersten Verdachtsmoments im Diagnoseprozess eingesetzt werden.

serotonerges System: regelt die Freisetzung des → Neurotransmitters Serotonin; Neuronen, in denen Serotonin vorkommt, werden serotonerg genannt.

standardisiert: Durchführung, Auswertung und Interpretation des Verfahrens sind festgelegt.

Synaptogenese: Entstehung oder Bildung neuer Synapsen an einer Nervenzelle; Synapsen sind die Kontaktstellen zwischen den Nervenzellen, an denen die Signalübertragung stattfindet.

syndromaler Autismus: Autismus (Verhalten) in Verbindung mit genetischen/neurologischen Syndromen.

valide: gültig, in der Metrik „inhaltlich messgenau".

Literatur

Asperger, H. (1944): Die „autistischen Psychopathen" im Kindesalter. Archiv für Psychiatrie und Nervenkrankheiten 117, 76–136

Bernard-Opitz, V. (2007): Kinder mit Autismus-Spektrum-Störungen. Ein Praxishandbuch für Therapeuten, Eltern und Lehrer. Kohlhammer, Stuttgart

Bölte, S. (Hrsg.) (2010): Autismus. Spektrum, Ursachen, Diagnostik, Intervention, Perspektiven. Huber, Bern

Bölte, S. & Poustka, F. (2002): Interventionen bei autistischen Störungen: Status quo, evidenz-basierte, fragliche und fragwürdige Verfahren. Zeitschrift für Kinder-und Jugendpsychiatrie und Psychotherapie 30(4), 271–280

Bölte, S. & Poustka, F. (2006): FSK - Fragebogen zur Sozialen Kommunikation. Autismus Screening. Huber, Bern

Bölte, S., Rühl, D., Schmötzer, G. & Poustka, F. (2006): ADI–R – Diagnostisches Interview für Autismus – Revidiert. Huber, Bern

Brandt, I. & Sticker, E. (2001): Griffiths Entwicklungsskalen zur Beurteilung der Entwicklung in den ersten beiden Lebensjahren. 2. Aufl. Beltz, Göttingen

Domes, G., Kumbier, E., Herpertz-Dahlmann, B. & Herpertz, S. C. (2008): Autismus und soziale Kognition. Der Nervenarzt 79(3), 261–274

Dumont-Mathieu, T. & Fein, D. (2005): Screening for autism in young children: The Modified Checklist for Autism in Toddlers (M-CHAT) and other measures. Mental Retardation & Developmental Disabilities Research Reviews 11(3), 253–262

Dziobek, I. & Bölte, S. (2009): Neuropsychologie und funktionelle Bildgebung. In: Bölte, S (Hrsg.): Autismus. Huber, Bern, 131–152

Filipek, P. A., Accardo, P. J., Ashwal, S., Baranek, G. T., Cook, E. H., Jr., Dawson, G., Gordon, B., Gravel, J. S., Johnson, C. P., Kallen, R. J., Levy, S. E., Minshew, N. J., Ozonoff, S., Prizant, B. M., Rapin, I., Rogers, S. J., Stone, W. L., Teplin, S. W., Tuchman, R. F. & Volkmar, F. R. (2000): Practice parameter: screening and diagnosis of autism: report of the Quality Standards Subcommittee of the American Academy of Neurology and the Child Neurology Society. Neurology 55(4), 468–479

Fombonne, E. (2003). Epidemiological surveys of autism and other pervasive developmental disorders: an update. Journal of Autism & Developmental Disorders 33(4), 365–382

Fombonne, E., Quirke, S. & Hagen, A. (2009): Prevalence and interpretation of recent trends in rates of pervasive developmental disorders. Mcgill Journal of Medicine 12(2), 73

Freitag, C. M. (2008): Autismus-Spektrum-Störungen. Ernst Reinhardt, München / Basel

Grimm, H. (2000): Sprachentwicklungstest für zweijährige Kinder (SETK-2). Hogrefe, Göttingen

Grimm, H. (2001): Sprachentwicklungstest für drei- bis fünfjährige Kinder (SETK 3-5). Hogrefe, Göttingen

Herpertz-Dahlmann, B., Resch, F., Schulte-Markwort, M. & Warnke, A. (2008): Entwicklungspsychiatrie: Biopsychologische Grundlagen und die Entwicklung psychischer Störungen. Schattauer, Stuttgart

Holtmann, M. (2008): Psychiatrische Syndrome nach Hirnfunktionsstörungen. Springer, Heidelberg

Kamp-Becker, I., Duketis, E., Sinzig, J., Poustka, L. & Becker, K. (2010): Diagnostik und Therapie von Autismus-Spektrum-Störungen im Kindesalter. Kindheit und Entwicklung 19, 144–157

Kanner, L. (1943): Autistic disturbances of affective contact. Nervous Child 2, 217–253

Kaufmann, L., Nuerk, H.-C., Konrad, K. & Willmes, K. (Hrsg.) (2007): Kognitive Entwicklungsneuropsychologie. Hogrefe, Göttingen

Klauck, S. (2009). Verhaltensgenetik, Molekulargenetik und Tiermodelle (87–107). In: Bölte, S. (Hrsg.): Autismus. Huber, Bern

McConachie, H., Le Couteur, A. & Honey, E. (2005): Can a diagnosis of Asperger syndrome be made in very young children with suspected autism spectrum disorder? Journal of Autism & Developmental Disorders 35(2), 167–176

Noterdaeme, M. & Enders, A. (Hrsg.) (2010): Autismus-Spektrum-Störungen (ASS). Ein integratives Lehrbuch für die Praxis. Kohlhammer, Stuttgart

Noterdaeme, M. & Hutzelmeyer-Nickels, A. (2010): Begleitsymptomatik bei tief greifenden Entwicklungsstörungen – II. Genetische Syndrome und neurologische Begleiterscheinungen. Zeitschrift für Kinder- und Jugendpsychiatrie und Psychotherapie 38(4), 267–272

Noterdaeme, M. & Wriedt, E. (2010): Begleitsymptomatik bei tief greifenden Entwicklungsstörungen – I. Intelligenzminderung und psychiatrische Komorbidität. Zeitschrift für Kinder- und Jugendpsychiatrie und Psychotherapie 38(4), 257–265

Petermann, F. (2009): Wechsler Preschool and Primary Scale of Intelligence – III, deutsche Version
(WPPSI-III). Pearson Assessment, Frankfurt

Petermann, F. & Petermann, U. (2008): Hamburg-Wechsler-Intelligenztest für Kinder – IV. Hogrefe, Göttingen

Petermann, F., Stein, I.A. & Macha, T. (2006): Entwicklungstest 6 Monate bis 6 Jahre, ET 6–6. Harcourt Test Services, Frankfurt

Poustka, L. & Poustka, F. (2007): Psychopharmakologie autistischer Störungen. Zeitschrift für Kinder- und Jugendpsychiatrie und Psychotherapie 35(2), 87–94

Remschmidt, H. & Kamp-Becker, I. (2006): Asperger Syndrom. Springer, Heidelberg

Remschmidt, H., Schmidt, M. & Poustka, F. (2001): Multiaxiales Klassifikationsschema für psychische Störungen des Kindes- und Jugendalters nach ICD-10 der WHO. Huber, Bern

Rühl, D., Bölte, S., Feineis-Matthews, S. & Poustka, F. (2004): ADOS: Diagnostische Beobachtungsskala für Autisitsche Störungen. Huber, Bern

Schneider, S. & Margraf, J. (2009): Lehrbuch der Verhaltenstherapie. Band 3: Störungen im Kinder- und Jugendalter. Springer, Heidelberg

Sinzig, J. (2011): Autismus. Springer, Heidelberg

Tellegen, P. J., Laros, J. A. & Petermann, F. (2007): SON–R 2 1/2–7. Non-verbaler Intelligenztest: Testmanual mit deutscher Normierung und Validierung. Hogrefe, Göttingen

von Aster, M., Neubauer, A. & Horn, R. (2006): Wechsler-Intelligenztest für Erwachsene (WIE). Harcourt Test Service, Frankfurt/M.

WHO. (2009): Internationale Klassifikation psychischer Störungen ICD 10-GM, Kapitel V. Huber, Bern

Zwaigenbaum, L., Bryson, S., Lord, C., Rogers, S., Carter, A., Carver, L., Chawarska, K., Constantino, J., Dawson, G., Dobkins, K., Fein, D., Iverson, J., Klin, A., Landa, R., Messinger, D., Ozonoff, S., Sigman, M., Stone, W., Tager-Flusberg, H. & Yirmiya, N. (2009): Clinical assessment and management of toddlers with suspected autism spectrum disorder: insights from studies of high-risk infants. Pediatrics 123(5), 1383–1391

Register

ABA (Applied Behavioral Analysis) 80
ADHS 23, 32, 67, 93f
ADI-R 63
ADOS 63f
Ängste 23, 67, 95, 102
–, vor Veränderung 15
Ansteckung, emotionale 48
Asperger-Syndrom 16ff, 23, 31, 42, 54, 56, 58f, 94ff, 98,
Aufmerksamkeit 22, 46
–, geteilte („joint attention") 13, 46, 58,
–, selektive auditive 15, 58, 85
Autismus
–, atypischer 19f, 26
–, frühkindlicher 13ff, 42, 95
–, high-functioning 16
–, low-functioning 16
–, -Spektrum-Störung 29ff, 34
–, syndromaler 39

Beeinträchtigung 8, 12, 18, 37, 42, 52, 75f
–, in Kommunikation 12, 14, 30, 51, 66,
–, in sozialer Interaktion 13f, 16f, 52, 60,
Bindungsstörung 66f
Blickverhalten 13f, 16f, 47, 57, 60
Broader Autism Phenotype 29

DSM-IV-TR 12f

Emotionsregulation 34, 45
Empathie 43f, 48
Entwicklungsstörung
–, tiefgreifende 12f, 18, 19ff, 26, 28
–, nicht weiter spezifizierte tiefgreifende (siehe PDD-NOS)
Elterntraining 80, 82, 90
Epilepsie 22, 27, 40
Exekutivfunktionen 42

Fähigkeiten
–, adaptive 28, 75, 87, 88, 91
–, kognitive 8, 18, 27, 43, 45, 52, 96f, 100,
–, motorische 22, 28, 64, 86
–, soziale 13f, 16f, 18ff, 32, 45ff, 50, 52, 55ff, 85
–, verbale 17, 28
Fragebogen zur sozialen Kommunikation (FSK) 61

Geräuschüberempfindlichkeit (siehe selektive auditive Wahrnehmung)
Geschlechterverhältnis 27
Gestik 13, 16

Heritabilität 35
Heterogenität, phänotypische 8, 35f
Hörtraining 85

ICD-10 12f
Imitation 41, 46f, 77
Inselbegabung 62, 103
Intelligenz 59, 62, 97
–, verminderte 16, 20, 23, 27, 39, 40, 66, 68,
–, -profil 62
–, struktur 42
–, -tests 42, 44, 62
–, überdurchschnittliche 27, 62
Interaktion
–, soziale 12, 13f, 16f, 20, 22, 30, 32, 59f, 68, 85
–, verbale 20, 22, 30, 32, 59f, 68

Kandidatengene 35, 37f
Kanner-Syndrom (siehe frühkindlicher Autismus)
Kommunikation, gestützte 86f, 103

Lernen, soziales 46, 52f

M-CHAT 61
Marburger Beurteilungsskala zum Asperger-Syndrom (MBAS) 61

Medikamente 92ff
Metakommunikation 51
Mimik 13, 16, 67
Motivation, soziale 45, 46, 52
Musiktherapie 84f

Neurexin 38
Neuroligin 38

Oxytocin 38f

PDD-NOS 18, 20, 31
Perspektivenwechsel 48
Phobien 22f
Prävalenz 25f, 31

„Red flags" 57
Rett-Syndrom 20f, 39

Schmerzunempfindlichkeit 15
SHANK3-Gen 38
Sonderinteressen 96, 103
Spiegelneurone 41, 47
Spielverhalten 14f, 50ff, 95
Sprachverhalten, verzögertes 14, 18, 29

Störungen
–, affektive 23, 43, 67
–, desintegrative 20
–, depressive 22, 23, 94
–, mutistische 67
–, schizoide 68
–, der Persönlichkeit 67f

TEACCH-Methode 80f
Theory of Mind 42ff, 45, 46, 49, 51

Verhalten
–, stereotypes 8, 12, 15, 17f, 20ff, 28, 31, 35f, 93f, 95, 97
–, repetitives 8, 20, 22, 28, 31, 36, 67, 95
–, aggressives 14, 22, 23, 67, 95
–, selbstverletzendes 23, 93
–, zwanghaftes 15, 23, 93, 96

Wahrnehmung, ganzheitliche (siehe Zentrale Kohärenz)

Trias, autistische 12, 16

Zentrale Kohärenz 42, 44f, 47f